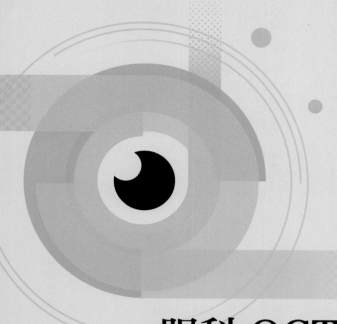

眼科 OCT 图像智能化分析及管理

主　　编　刘庆淮

副 主 编　陈　强　袁松涛　谢　平　胡仔仲

编　　委（按姓氏笔画排序）

丁瑜芝	东南大学附属中大医院	杭　荟	南京医科大学第一附属医院
计江东	南京医科大学第一附属医院	胡仔仲	南京医科大学第一附属医院
刘庆淮	南京医科大学第一附属医院	姚家奇	南京医科大学附属儿童医院
纪则轩	南京理工大学	袁松涛	南京医科大学第一附属医院
苏　娜	南京医科大学第一附属医院	黄正如	常熟市第二人民医院
张薇玮	南京医科大学第一附属医院	黄军龙	南京医科大学第一附属医院
陈　雪	南京医科大学第一附属医院	谢　平	南京医科大学第一附属医院
陈　强	南京理工大学	谢可人	常州市第三人民医院
范　雯	南京医科大学第一附属医院		

人民卫生出版社
·北京·

图书在版编目（CIP）数据

眼科 OCT 图像智能化分析及管理 / 刘庆淮主编 . —
北京：人民卫生出版社，2024.4
ISBN 978-7-117-35983-2

Ⅰ.①眼… Ⅱ.①刘… Ⅲ.①眼病 – 影像诊断 – 图像
处理 Ⅳ.①R770.43

中国国家版本馆 CIP 数据核字（2024）第 029011 号

| 人卫智网 | www.ipmph.com | 医学教育、学术、考试、健康，购书智慧智能综合服务平台 |
| 人卫官网 | www.pmph.com | 人卫官方资讯发布平台 |

眼科 OCT 图像智能化分析及管理
Yanke OCT Tuxiang Zhinenghua Fenxi ji Guanli

主　　编：刘庆淮
出版发行：人民卫生出版社（中继线 010-59780011）
地　　址：北京市朝阳区潘家园南里 19 号
邮　　编：100021
E - mail：pmph @ pmph.com
购书热线：010-59787592　010-59787584　010-65264830
印　　刷：廊坊一二〇六印刷厂
经　　销：新华书店
开　　本：787×1092　1/16　　印张：13.5
字　　数：286 千字
版　　次：2024 年 4 月第 1 版
印　　次：2024 年 4 月第 1 次印刷
标准书号：ISBN 978-7-117-35983-2
定　　价：168.00 元

打击盗版举报电话：010-59787491　E-mail：WQ @ pmph.com
质量问题联系电话：010-59787234　E-mail：zhiliang @ pmph.com
数字融合服务电话：4001118166　E-mail：zengzhi @ pmph.com

主编简介

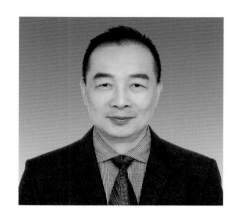

刘庆淮

- 医学博士,主任医师,南京医科大学第一附属医院(江苏省人民医院)眼科主任,南京医科大学二级教授、特聘教授、名医、博士生导师。江苏省卫健委重点学科眼科学科带头人、医学重点人才,江苏省"六大人才高峰"学术带头人,江苏省"333 高层次人才培养工程"中青年科学技术带头人,江苏省及南京市有突出贡献中青年专家。

- 1987 年毕业于南京医科大学,1994—1995 年赴日本国立名古屋病院研修玻璃体视网膜手术,1997 年赴美国迈阿密大学 Bascom Palmer 眼科研究所研修白内障超声乳化术,2009 年赴日本大阪大学眼科交流玻璃体视网膜手术的进展。

- 中华医学会眼科学分会委员、专家会员、第九至十一届眼底病学组委员,中国医疗保健国际交流促进会视觉健康分会副会长,中国卫生信息与健康医疗大数据学会眼科专委会副会长,中日医学科技交流协会眼科分会副会长,中国康复医学会视觉康复专业委员会副主委,中国微循环学会眼微循环专业委员会副主委,中国医师协会眼科医师分会常委,中国老年医学学会眼科分会常委。江苏省医学会眼科学分会第八届主任委员,江苏省医师协会眼科医师分会第三届会长,江苏省老年医学学会眼科学分会主任委员,江苏省防盲指导组组长,江苏省眼科医疗质量控制中心主任。

- 《中华眼科杂志》《中华眼底病杂志》《中华实验眼科杂志》《南京医科大学学报》、*Ophthalmology* 中文版《眼科学》等杂志编委。

- 擅长复杂性白内障、增殖性糖尿病性视网膜病变、复杂性视网膜脱离、各类黄斑疾病的手术治疗;带领眼科医疗队多次赴圭亚那合作共和国、坦桑尼亚桑给巴尔,以及我国新疆、西藏等地开展复明手术,在国内率先开展细胞移植治疗年龄相关性黄斑变性的临床试验。

- 主要致力于新生血管性眼底病(年龄相关性黄斑变性、糖尿病性视网膜病变等)的发病机制、干预策略,以及细胞移植治疗研究,负责主持 3 项"973"项目(1 项课题组长、2 项子课题)、5 项国家自然科学基金面上项目、5 项江苏省重大课题,相关成果指导了增殖性糖尿病性视网膜病变围手术期的精准治疗,开发了术中保护角膜的接触镜,揭示了新促血管生成因子 sema3G(发表于 *Journal of Clinical Investigation*)、小胶质细胞主导的纤维血管膜形成(发表于 *Diabetes*)等关键的糖尿病性视网膜病变发病机制。以通讯作者身份发表 SCI 论文 116 篇,其中影响因子 10 分以上论文 6 篇;获批国家发明专利 10 余项,获得江苏省科技进步奖二等奖、江苏省卫健委医学新技术引进奖一等奖等奖励 20 余次。

- 作为博士生导师,已培养硕士研究生 83 名、博士研究生 34 名。

序

近年来，眼科 OCT 技术迅猛发展，我国在人工智能（AI）领域迅速发展，极大推动了临床医学走向精准化、数据化和规范化。《眼科 OCT 图像智能化分析及管理》全面阐述了眼科常见疾病的 OCT 图像特征，范例式地提出 AI 如何基于 OCT 图像进行疾病诊断、定量评估、治疗推荐及预后判别，是一本推动 AI 在眼科 OCT 领域普及化的好书。

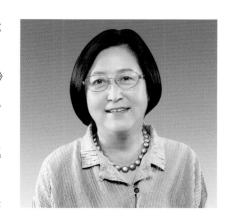

AI 的应用是国家进入新的发展阶段的标志，也是眼科领域的新课题和新挑战。刘庆淮团队组织了眼科临床医生和信息化工程人员对大量临床采集到的数据进行了标记、训练、验证和测试，通过深度学习（DL）对 OCT 图像存在的噪声和伪迹进行了数据处理，保证了图像质量和分辨率的提升，通过数学模型对数据进行了假阴性和假阳性的甄别，保证了数据采集的准确性；在图像分割、不同图像的融合等技术上，团队提出和解决了一些难点问题。

刘庆淮团队针对年龄相关性黄斑变性、糖尿病性视网膜病变、视网膜静脉阻塞、青光眼、高度近视眼底病变、玻璃体黄斑界面疾病和阿尔茨海默病等病种使用 AI 对疾病的诊断、评估和随诊都进行了 OCT 图像标志物的标记，著作中使用了国际相关疾病分类与严重程度分级若干，不仅增强了读者对这些疾病的认识，还推动了 AI 指导下对治疗方案的精准判断和决策。

团队的跨学科合作为眼科推进 AI 的应用提供了宝贵的经验，著作考核了大量国内外文献，汲取了临床使用 AI 的经验，对于推动国内眼科界的 AI 应用是一部宝贵的专著。希望在几年内，眼科大部分图像诊疗都能迈入 AI 时代，使眼病的诊断评估水平得到进一步提高。

黎晓新 教授

厦门大学附属厦门眼科中心
北京大学人民医院眼科中心
2024 年 3 月

前　言

相干光断层成像（optical coherence tomography，OCT）作为一种非接触、高分辨率的成像手段，一经临床使用，迅速得到眼科医生青睐，尤其成为眼底病医生不可或缺的辅助检查工具。目前，OCT检查设备已在我国大部分基层医院普及，其无创性、快速、可重复性使得眼底病的诊断、治疗指导、疗效评估、疗效预测等更趋于精准。然而，多数眼科医生使用OCT仅将OCT作为定性诊断工具，缺乏对OCT图像的深度挖掘和解析。笔者团队自2010年左右开始关注眼底病患者OCT图像的采集、建库，加之幸得南京理工大学、南京大学等院校和相关企业的协助，在OCT图像处理、人工智能开发方面取得了一些经验。为了帮助眼科医生更全面地理解疾病、更有效地利用好OCT，本书从OCT图像的获取、信息化管理、图像二次处理、人工智能开发应用等方面对常见眼底病变逐个剖析，并结合笔者团队的具体案例作示范介绍，以期提升眼科医师对OCT图像的认知水平。

衷心感谢江苏省人民医院眼科提供的病例，感谢参与本书编写工作的全体编委，感谢人民卫生出版社的鼎力相助。由于编者工作繁忙，编写时间仓促，难免有不当或疏漏之处，恳请读者批评指正。

刘庆淮
2024年3月

目　录

9

关注人卫眼科公众号

新书介绍　最新书目

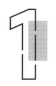

第一章
OCT 与人工智能概论

第一节　OCT 成像原理和图像采集模式

一、OCT 成像原理和技术演进

相干光断层成像（OCT）是一种高分辨率、非接触、非创伤性的活体生物组织结构成像技术。由于眼球具有独特的光学特性，所以 OCT 成像技术在眼科领域，尤其是眼底疾病的检查中得到了广泛的应用，目前已成为眼科最重要的影像诊断技术之一。

（一）成像原理

OCT 的概念于 1991 年由来自美国麻省理工学院（MIT）的 J. G. Fujimoto 团队首次提出，他们以迈克尔逊干涉仪作为基础光路，辅以超发光二极管（super luminescent diode, SLD）发出的低相干宽谱光作为光源。利用宽谱光源的低相干特性，通过迈克尔逊干涉仪采集来自生物组织的背向散射光的微弱光信号，从干涉图样中解算得到生物组织的微观结构图像，在成像深度具有毫米量级的同时，分辨率也可达到微米量级。

OCT 的基本原理是把光束投射到被成像的组织或标本上，光束被不同距离的显微结构反射，通过测量反射光的时间延迟，以及反射或反向散射光的强度，将不同位置上（轴向 A 扫描及横向 B 扫描）测量所获得的反射信息转化为数字信号，经过计算机处理，再转换为二维或三维的图像形式，从而显示出被成像组织的各层显微结构。

1. **相干**　相干光是同相位的光波，如果一种波的波峰与另一种波的波峰对齐，且波谷与波谷对齐，则这两种波即可称为相干波，否则称为非相干波。例如，由激光器产生的光是相干波，灯泡或太阳产生的光为非相干波（图 1-1-1）。

2. **干涉**　光线照射至分束器，分束器

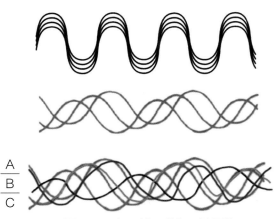

图 1-1-1　相干波和非相干波图像

A. 相干波；B. 非相干波，灯泡的光；C. 非相干波，太阳光

将光线分成两部分,50% 传送到定镜 m1,另外 50% 传送到动镜 m2。在该传导路径上引入补偿板,使 m1 和 m2 到分束器的距离相同时,每条路径的光程长度相同。光线从 m1 返回后,50% 的光被反射到磨砂玻璃屏幕上,同理,从 m2 返回的光线有 50% 被传送到玻璃屏幕上。在屏幕上两束光叠加在一起,我们可以观察到它们之间的干涉(图 1-1-2)。

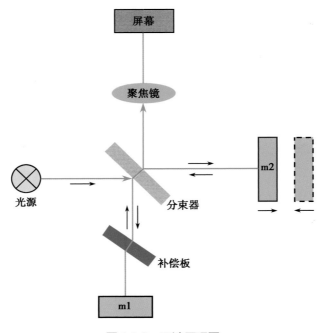

图 1-1-2　干涉原理图

3. OCT 中的干涉法　OCT 对低相干光的反射信号进行干涉测量从而测距和成像。它将光源光束经分光镜分为两束,一束射在眼球上,另一束射在参考镜上,参考镜的反射光(参照光)和从眼球各界面反射回来的光(信号光)汇合后重新组合(叠加),输出光束由光电探测器监测,产生信号并传入电脑显示。只有当参考光与信号光的脉冲经过相等光程,即参考光脉冲和信号光脉冲序列中的某一个脉冲同时到达探测器表面时才会产生光学干涉现象(图 1-1-3)。

(二)技术演进

测量反向散射光主要有两种方法:时域(time domain,TD)OCT 和傅里叶域(Fourier domain,FD)OCT,这两种方法分别代表了第一代 OCT 和第二代 OCT。时域 OCT 于 2002 年面市,因其较好的分辨率和易用性迅速受到临床眼科医生的欢迎。但是时域 OCT 也有不足,主要缺陷在于测量的分辨率和速度,即使演进到第三代的 TD-OCT,轴向分辨率依然 >10μm,A 扫描的扫描速度只有 400 次/s。随着技术发展,2006 年,市场上出现了第一台 FD-OCT,其分辨率可以达到轴向 2μm,有的原型机扫描速度可以高达 170 万次/s。FD-OCT 又

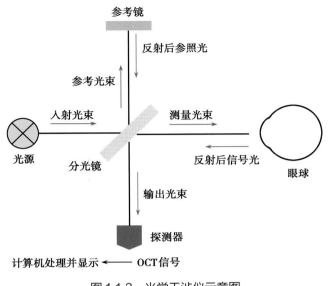

图 1-1-3　光学干涉仪示意图

可以分为频域（spectral domain，SD）OCT 和激光扫频（swept source，SS）OCT。前者光源是超发光二极管，波长 800~900nm，优势是轴向分辨率略高；后者光源是扫频激光（波长可变的激光光源发射不同波长的光，一次发射一个波长，发射一连串 1 000nm 以上的激光），其优势在于更好的色素组织穿透性和更高的 A 扫描频率。

OCT 从第一代到第二代的演进有测量原理和硬件上的不同，但它们测量的对象都是一致的——视网膜结构，仅仅是对视网膜结构的分辨率和扫描速度的提升。第三代 OCT——OCT 血流成像（OCT angiography，OCTA）则是一种功能性的 OCT，它是在 FD-OCT 对视网膜结构探测基础上额外获取了视网膜和脉络膜血流的信号。在扫描硬件上没有本质的改变，是对 OCT 信号的深度分析，专门解算出视网膜的血流信号。

1. 时域 OCT（TD-OCT）　在时域 OCT 中，通过调节移动参考镜，使参照光分别与从眼内不同结构反射回来的信号光产生干涉，通过分别记录相应的参考镜的空间位置，测量出眼球内不同组织结构的距离（图 1-1-4）。移动样品和光源彼此产生多个 A 扫描，这些 A 扫描被组合成一个横截面线性图像，称为 B 扫描或线扫。市场上 TD-OCT 设备的代表是 Stratus OCT™。时域 OCT 技术出现之后，由于其可以兼顾较高的成像深度和分辨率，迅速得到了研究者的广泛关注。但是随后的研究发现，时域 OCT 在进行轴向扫描时，由于受到控制参考镜的步进电机限制，导致测量速度难以进一步提升，机械装置的引入也会使系统的稳定性大打折扣。针对这些缺点，傅里叶域 OCT 应运而生。

2. 频域 OCT（SD-OCT）　在 SD-OCT 中，参考镜固定不动，所有从不同层面反射回来的光回声同步获取，借助分光仪和线阵电荷耦合器件（CCD），通过傅里叶转换将频谱干涉图变成包含深度信息的轴向 A 扫描信号度量（图 1-1-5）。

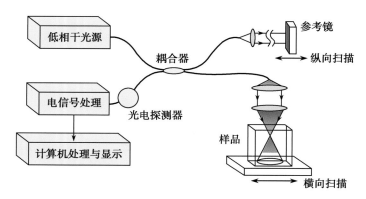

图 1-1-4　时域 OCT 的工作原理

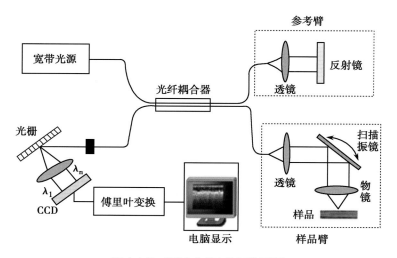

图 1-1-5　频域 OCT 的工作原理

在该技术中,参考光束和样品光束之间的光谱干涉图样由光谱仪分散,并由阵列探测器同时采集。这种同时收集方式使得扫描速度快于时域设备。商用 SD-OCT 设备的扫描速度为 18 000~70 000 次/s A 扫描。SD-OCT 扫描速度越快,获取时间越短,将获取过程中眼球运动的概率降至最低,尤其是注视力差的患者。更快的采集速度也意味着更高的黄斑采样密度,最大限度地减少病灶漏扫的概率。图像分辨率高,信噪比好,也更有利于三维立体成像。SD-OCT 设备的广泛光源实现了比 TD-OCT 更高的轴向分辨率,允许更好地可视化视网膜组织。商用 SD-OCT 设备包括:Cirrus OCT、Spectralis OCT、3D-OCT 1000、Bioptigen SD OCT 和 RT-Vue。

我们对时域 OCT 与频域 OCT 进行了比较总结(表 1-1-1)。

3. **激光扫频 OCT(SS-OCT)**　SS-OCT 激光光源频率可调,通常以 1 050nm 或 1 060nm 波长为中心,发出一连串频率连续变化的激光。激光经两条光路反射后,光谱干涉图案作为时间的函数在单个或少数接收器上被检测到,得到光谱干涉的时间函数,然后进行反傅里叶

表 1-1-1　时域 OCT 与频域 OCT 的差异

参数	时域 OCT	频域 OCT
扫描光源	波长相对短,带宽相对窄	波长更长,频谱更宽
参考镜位置	移动	固定
样品反射信号获取	一次获取一个单信号	同步获取多信号
信号接收探测器	单个探测器	分光仪+线阵 CCD
数据处理和 A 扫描的获得	信号处理后获得一个 A 扫描	先形成频谱干涉图,经傅里叶转换后获得所有 A 扫描
扫描速度	慢	快
检查时眼动的影响	大	小
分辨率	低	高
信噪比	低	高
图像质量	差	好
3D 成像	差	好

转换生成 A 扫描图像。SS-OCT 的扫描频率取决于激光频率扫描的速度,更高的扫描速度可以使采样更密集并使配准更好。SS-OCT 也有较低的敏感度,随深度下降,允许更好地显示视网膜深处的结构。目前,SS-OCT 在眼底病和眼前节领域已面市一些商用设备,如 DRI-OCT 1、CASIA SS-1000。

4. OCT 血流成像（OCTA）　OCT 硬件的发展到 FD-OCT 后进入了瓶颈,提高硬件性能后 OCT 指标的提升非常有限,毕竟光学极限是无法逾越的障碍。于是,OCT 厂家将研发力量投入软件算法,OCTA 应运而生,AngioVue™、AngioPlex™、Spectralis® 等 OCTA 仪器纷纷上市。这些系统采用了各自不同的算法,如分频幅去相关血流成像（split-spectrum amplitude decorrelation angiography,SSADA）或基于 OCT 的光学微血管成像（OCT-based optical microangiography,OMAG）。虽然算法不一致,但是原理大体相同,即视探测光照射运动的血流、血细胞后光信号会发生反射率、相位的变化,而视网膜其他组织是不动的,因而信号不变,提取变化的信号就可以获得血流的信息。

这些算法都有各自的优缺点,SSADA 探测连续两次扫描后的去相关信号,眼球运动、一些细小不均匀的病变组织都会形成伪影,影响判读。OMAG 同时探测运动血细胞散射的振幅和相位信号,只需要一次扫描,但是相位变化检测对眼球静止的要求更高,眼球运动同样会引起视网膜信号的相位变化。近年来,随着硬件扫描检测速度的提升,超广角 OCTA 涌现,只是硬件速度提升的代价不菲。

二、OCT 图像采集模式

每种商业化 OCT 设备都有独特的扫描模式,然而,不同设备之间的扫描模式多有重叠,有几种通用扫描模式可用于所有设备。OCT 最基本的是 A 扫描,其是一束聚焦激光照射在视网膜上,探测器测量一系列的视网膜各层次的反射波,从而得到这束路径上视网膜反射光的相干度量。一系列 A 扫描构成横向线状的 B 扫描,这与 B 型超声波扫描类似。连续的 B 扫描则可构成对视网膜区域的立体扫描。对应在 OCT 设备上的扫描模式为:线扫描和立体扫描。线扫描可以是直线,如单线、多线旋转直线和环形线状扫描等,而立体扫描通常用于黄斑和视盘的立体扫描。

不同的机器可根据像素密度、B 扫描密度、扫描速度、过采样能力和扫描长度等功能对扫描模式进行编程。

1. **线扫描** SD-OCT 中的线扫描通常是单个 B 扫描组成,其包含的 A 扫描数量比立体扫描模式中的 B 扫描更多。比如 Cirrus 的 HD 单线扫描 A 扫描的数量高达 1 024 个。这种高密度 A 扫描可以提高 OCT 的视网膜横向分辨率,获得更精细的视网膜组织图像,另外,还可以进行多次扫描采样,叠加后平均以提高信噪比。Cirrus 的 5 线模式由 5 条 6mm 的水平线组成,每条线扫描 4 次并取平均值(图 1-1-6)。光栅中的 5 线可以被合并,从而获得由 20 个平均 B 扫描组成的单行扫描。

2. **加强深度扫描** 由于视网膜色素上皮和脉络膜色素,OCT 的扫描光穿透和反射均受到较大影响,导致视网膜色素上皮下组织成像分辨率下降。为了提高脉络膜成像质量,加强深度成像(EDI)模式被开发并用于主流商业 OCT 设备,该模式将扫描光聚焦在脉络膜层,从而获得更清晰的脉络膜图像。EDI 模式可为脉络膜疾病提供较高分辨率的脉络膜图像,也可获得更明确的脉络膜-巩膜边界,以测量出脉络膜的厚度(图 1-1-7)。

3. **视网膜立体扫描** 视网膜立体扫描类似于计算机断层成像或磁共振扫描的体积或 3D 扫描,可获得立方体积的数据。Cirrus SD-OCT 设备中有两种立体扫描模式:一种更快的 200×200 模式(200 个 B 扫描包含 200 个 A 扫描,通常用于视神经扫描)和一种稍慢的 512×128 模式(128 个 B 扫描包含 512 个 A 扫描,通常用于黄斑扫描),后者扫描质量更高(图 1-1-8)。

(1)黄斑立体扫描:SD-OCT 通常在黄斑中央凹 6mm×6mm 的正方形区域内获得一系列快速的 B 扫描。为了减少扫描时间,扫描图像的分辨率通常较低,所以该多维数据中的单个行扫描往往会丢失一些细节。立方扫描通常默认以中央凹为中心,但也可手动将扫描区域拖动至其余目标区域。

(2)视盘立体扫描:采用 200×200 模式扫描包含视神经的视网膜立方体,可以获得扫描区域的厚度图,其中视神经纤维层的厚度图对临床有很高的诊断价值。对视盘立体扫描后可以进行视盘的多参数分析,比如杯盘比、视盘面积、盘沿面积等。视神经的 3D 数据集经

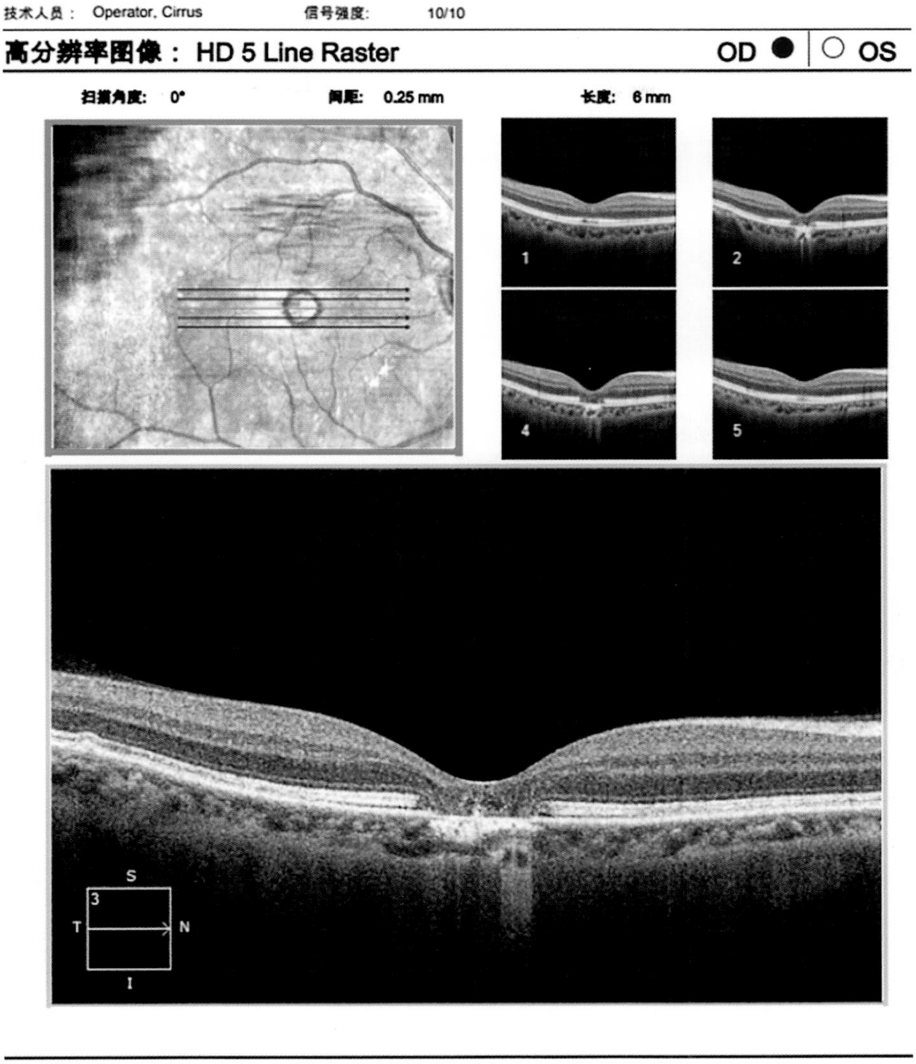

技术人员： Operator, Cirrus　　　信号强度： 10/10

高分辨率图像： HD 5 Line Raster　　　　OD ● ｜ ○ OS

扫描角度： 0°　　　　间距： 0.25 mm　　　　长度： 6 mm

图 1-1-6　Cirrus HD 5 线扫描模式

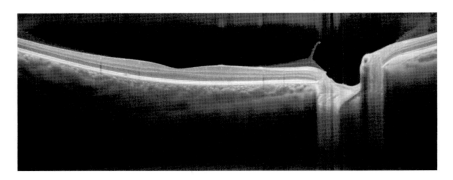

图 1-1-7　EDI-OCT 扫描图

可见脉络膜-巩膜边界

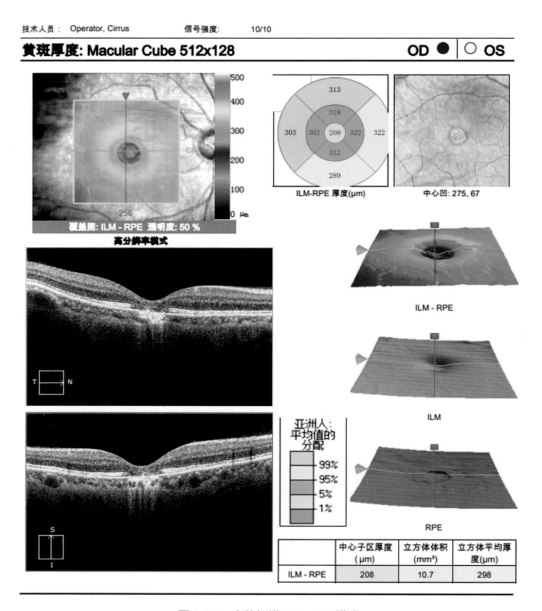

图 1-1-8　立体扫描 512×128 模式

重建分割后可用于生成以视盘中心为圆心的环形视神经纤维层厚度,在与年龄匹配的对照组比较后以彩色编码模式显示(图 1-1-9)。

　　4. OCTA 影像展示　　OCTA 是在视网膜立体扫描的基础上叠加了血流信号。一种血流显示是在 SD-OCT 的 B 扫描图上用红色表示血流信号。同时在 enface 图上投影出血管影像,特别是脉络膜新生血管(CNV)可以有非常清晰直观的影像。与眼底荧光素血管造影(FFA)相比,新生血管有更清晰的轮廓,但也有不足,OCTA 不能显示血管渗漏情况(图 1-1-10)。

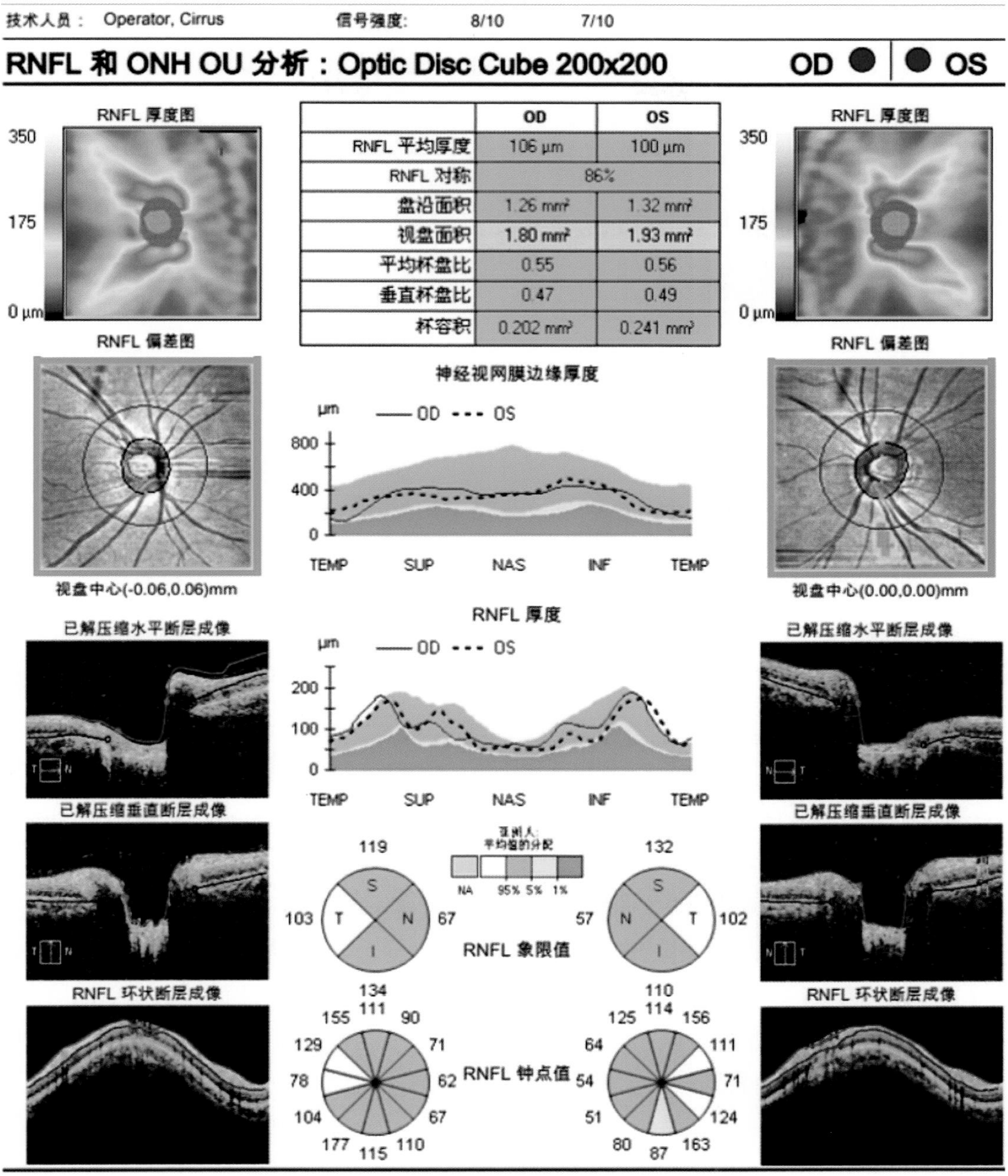

图 1-1-9　视神经纤维层厚度分析

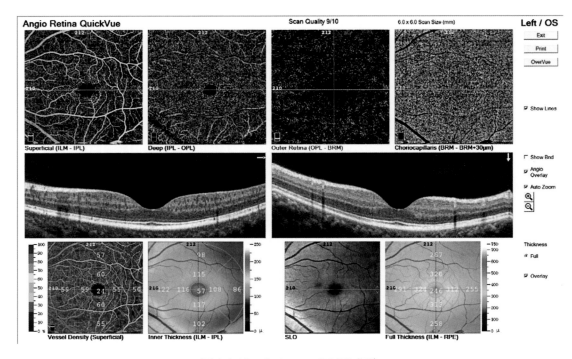

图 1-1-10　Optovue OCTA 报告

三、眼底结构与 OCT 图像分层命名

(一)眼底结构

眼底通常指通过瞳孔所能观察到的眼内结构,包括视盘、视网膜、视网膜血管、脉络膜,甚至巩膜等(图 1-1-11)。

1. **视网膜**　视网膜是一层透明薄膜,衬覆于脉络膜内面,自视盘周围向前止于锯齿缘。视网膜的后极部为无血管凹陷区,直径约 1.5mm,位于视盘中心水平线下 0.8mm,临床上称为黄斑,其中央有一小凹,临床上称为黄斑中心凹。视网膜的组织结构非常复杂,由内向外分为 10 层:①内界膜;②神经纤维层;③神经节细胞层;④内丛状层;⑤内核层;⑥外丛状层;⑦外核层;⑧外界膜;⑨视锥细胞与视杆细胞层;⑩色素上皮层。

(1)内界膜:内界膜是玻璃体与视网膜的交界面,厚 1~2μm,其朝向玻璃体的内侧面比较光滑,朝向视网膜的外侧面不规则。内界膜是 Müller 细胞足板参与形成的细胞外基质糖蛋白膜,主要由胶原纤维、氨基葡聚糖、层粘连蛋白、纤维连接蛋白,以及少量胶质细胞形成的 Müller 细胞的基底膜。

(2)视网膜神经纤维层:视网膜神经纤维层(retinal nerve fiber layer,RNFL)主要由神经节细胞的轴突组成,此外还有 Müller 细胞纤维、少量神经胶质细胞和视网膜内层毛细血管网。神经节细胞的轴突从视网膜各部向巩膜视神经孔汇聚形成视盘,视网膜周边部神经节细胞的神经纤维位于神经纤维层的深部;黄斑颞侧区的神经纤维以水平缝为界呈上下弓

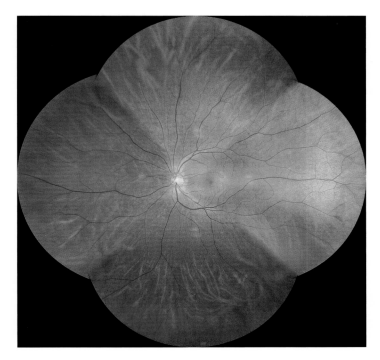

图 1-1-11　正常眼底广角照片

形排列汇聚至视盘颞侧,而黄斑鼻侧区的神经纤维则直接汇集至视盘颞侧,黄斑的神经纤维束被称为视盘-黄斑纤维束(盘-斑束);颞侧视网膜的周边部神经纤维也以水平缝为界上下弧形绕过黄斑汇聚至视盘上下部,鼻侧视网膜神经纤维则直接呈放射状汇集至视盘鼻侧部。因此,视盘周围的神经纤维层较厚,而向视网膜周边部逐渐变薄。视盘周围不同部位的神经纤维层厚度有所不同,通常上方、下方的较厚,颞侧次之,鼻侧最薄。

(3)神经节细胞层:神经节细胞层主要由神经节细胞的胞体组成,此外还有少量神经胶质细胞、Müller 细胞和视网膜血管分支。神经节细胞在视网膜大部分区域为单层排列,在视盘颞侧为双层排列,在黄斑区为多层排列,而向中心凹方向神经节细胞又逐渐减少,至中心凹处神经节细胞完全消失。黄斑区的面积仅占整个视网膜的 2%,但黄斑区的神经节细胞数量却占整个视网膜的 30%。神经节细胞的树突进入内丛状层,轴突分支向内沿视网膜平行方向走行形成神经纤维层,并汇聚成视神经。一般认为视网膜神经节细胞只是作为视网膜的第三级神经元,接受并传输来自视网膜光感受器细胞的电生理信号,参与形成视觉。但 2002 年发现的内在光敏性视网膜神经节细胞(intrinsically photosensitive retinal ganglion cell,ipRGC)与其他神经节细胞不同,能通过自身表达的感光色素黑视蛋白直接对光照产生反应;ipRGC 发出的轴突投射到视交叉上核(suprachiasmatic nucleus,SCN),中脑,顶盖前核(olivary pretectal nucleus,OPN)等脑区;参与调节生物体昼夜节律、瞳孔对光反应、神经内分泌等非视觉活动。

（4）内丛状层：内丛状层是神经节细胞与内核层的双极细胞、无长突细胞等形成突触联系的部位，含有 Müller 细胞的突起，偶尔可见移位神经节细胞和星形胶质细胞。

（5）内核层：内核层由水平细胞、双极细胞、无长突细胞和 Müller 细胞的细胞核组成。Müller 细胞是巨大的视网膜胶质细胞，其细胞核位于内核层，但细胞贯穿从内界膜到外界膜的视网膜厚度。Müller 细胞突起包绕着大部分视网膜神经细胞，填充了视网膜各层结构中的细胞间隙而构成了视网膜的支架，维持着视网膜的稳态，并为视网膜的修复提供再生和增生能力。双极细胞是视网膜的第二神经元。水平细胞和无长突细胞则与内核层的细胞建立横向突触联系。

（6）外丛状层：外丛状层是光感受器视锥细胞、视杆细胞的轴突和双极细胞的树突及水平细胞的突起形成突触联系的部位，还包含 Müller 细胞的突起，呈疏松的网状结构。由于黄斑部的视锥细胞和视杆细胞的轴突较长，且倾斜走向，中心凹的视锥细胞的轴突几乎与内界膜平行，因此，黄斑部的外丛状层最厚，呈纤维样外观，称为 Henle 纤维层。

（7）外核层：主要由视锥细胞与视杆细胞的细胞体和 Müller 细胞的突起构成。视网膜不同部位外核层厚度不同，在黄斑中心凹的外核层最厚，达 50μm，有 10 层视锥细胞的细胞核。

（8）外界膜：外界膜从视盘边缘延伸至锯齿缘，是一层网眼状薄膜，视锥细胞与视杆细胞的内节穿过外界膜的网眼。但外界膜并不是真正意义上的膜结构，而是 Müller 细胞、视锥细胞和视锥细胞之间的互相连接的粘连小带。

（9）视锥细胞与视杆细胞层：该层位于外界膜与视网膜色素上皮之间，由视锥细胞与视杆细胞构成，视锥细胞数量约为 600 万，黄斑中心凹的视锥细胞密度最高，约 14 万个/mm²，距中心凹 10°以外，视锥细胞的密度迅速降低，周边部视网膜的视锥细胞密度约为 5 000 个/mm²；视杆细胞的数量约为 120 万，在中心凹外 130μm 处开始出现；在中心凹外 20°处，视杆细胞的密度最高，约 16 万个/mm²，而向锯齿缘过渡中，视杆细胞的密度逐渐降低。视锥细胞与视杆细胞在解剖形态上可分为三部分：内节、连接部和外节。内节由外部的椭圆体和内部的肌样体组成；外节由一系列的圆盘堆积并被细胞膜包绕而成；连接部将内节和外节连接起来，由连接纤毛、纤毛外细胞质和细胞膜组成。

（10）色素上皮层：视网膜色素上皮层（retinal pigment epithelium，RPE）由 400 万~600 万个排列规则的多边形、柱状单层的色素上皮所构成，每个色素上皮细胞可分为基底部、体部和顶部三部分。色素上皮的基底膜由色素上皮细胞分泌形成，附着在 Bruch 膜上。色素上皮细胞的顶部有许多不同长度的微绒毛，与视锥细胞和视杆细胞的外节相嵌合。毗邻的色素上皮细胞通过顶部侧面的粘连小带和闭锁小带形成紧密连接，形成视网膜的外屏障。色素上皮细胞吞噬外节末端不断脱落的陈旧膜盘，是维持视锥细胞和视杆细胞新陈代谢的重要支持细胞。

2. 视网膜的血液供应　视网膜中央动脉是眼动脉的终末分支，在球后约 10mm 处的内下方进入视神经中央,再从视盘穿出进入眼内,以不同分支状态放射状分布于颞上、颞下、鼻上和鼻下象限的视网膜。视网膜中央动脉的分支之间不相吻合,位于视网膜神经纤维层的浅层。视网膜中央动脉经过双叉分支形成毛细血管前小动脉和毛细血管网,呈板层结构分布于视网膜的不同层次。后极部视网膜最厚,有三层毛细血管网:最表浅的视盘周围放射状毛细血管网,位于视网膜神经纤维层;浅层毛细血管网,位于视网膜神经纤维层和神经节细胞层;深层毛细血管网,位于内核层和外丛状层。赤道部视网膜有浅层和深层毛细血管网,而周边部视网膜仅有一层毛细血管网。颞上和颞下的视网膜中央动脉分支在黄斑上下方呈弓形走行,发出分支供应后极部视网膜,在黄斑中心凹外 0.5mm 处浅层和深层毛细血管网形成完整的毛细血管拱环,因而黄斑中心 0.5mm 直径范围内为无血管区。

3. **视盘** 视盘又称为视乳头,位于黄斑鼻侧约 3mm,大小约 1.5mm×1.75mm,是视网膜神经节细胞的轴突纤维汇聚组成视神经穿出眼球的部位,呈边界清楚的竖椭圆结构(图 1-1-12)。视盘在组织结构上从前到后分为四层:视盘表面神经纤维层、筛板前区、筛板区和筛板后区。视盘中央由于视网膜神经节细胞的轴突纤维未完全填充而形成的生理凹陷区,称为视杯。视杯的大小以杯盘比(C/D)表示,即视杯直径与视盘直径之比。视杯在正常人群中的大小差异较大,但同一个体双眼的视杯通常是对称的,双眼杯盘比相差超过 0.2 者不超过 1%。视盘边缘与视杯边缘之间的环形区域是由 100 万~150 万根视网膜神经节细胞的轴突纤维构成的盘沿,由于富含毛细血管而呈橘红色,而视网膜中央动脉与静脉通常由视杯鼻侧边缘处进出眼球。一般认为不同部位的盘沿宽度一般符合"ISNT"原则,即下方(I)

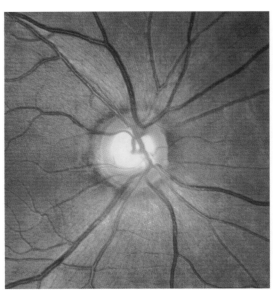 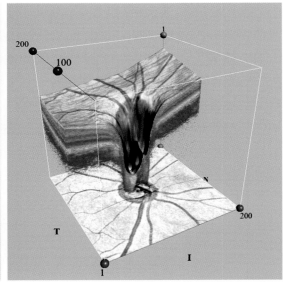

A | B

图 1-1-12 正常视盘

A. 正常视盘照片示橘红色盘沿,宽度符合"IS"原则;B. 同一视盘的 OCT 扫描三维重建图

≥上方（S）≥鼻侧（N）≥颞侧（T），但 Poon LY 等报道只有 37%、70.9%、76.4% 正常视盘符合 "ISNT""IST""IS" 原则，其主要原因是鼻侧盘沿的宽度变异较大。

4. **脉络膜**　脉络膜位于视网膜和巩膜之间，从视网膜锯齿缘开始，止于视神经周围，是一层富含血管的色素膜。脉络膜在黄斑区的厚度约为 0.2mm，向锯齿缘逐渐变薄至 0.1mm。脉络膜主要由血管网组成，其动脉来自睫状后短动脉和睫状后长动脉；其静脉汇集成 4~6 根涡静脉在上下直肌旁赤道后穿出巩膜汇入眼静脉。脉络膜的血管按照粗细分为三层：最内侧的脉络膜毛细血管层；中间的中血管层，又称为 Sattler 层；最外侧的大血管层，又称为 Haller 层。脉络膜在组织学上由内往外可为四层：①Bruch 膜；②毛细血管层；③基质层；④脉络膜上腔。

（1）Bruch 膜：Bruch 膜，又称玻璃膜，可分为五层，由内往外依次为：色素上皮的基底膜、内胶原纤维层、弹力纤维层、外胶原纤维层和脉络膜毛细血管的基底膜。Bruch 膜与 RPE、脉络膜毛细血管层的连接比较紧密，通常称为 RPE-玻璃膜-脉络膜毛细血管复合体。

（2）脉络膜毛细血管层：脉络膜毛细血管的动脉来源主要是睫状后短动脉，睫状后短动脉从视盘周围进入脉络膜，延伸至赤道周围发出广泛的分支；其次是睫状后长动脉的返支，睫状后长动脉在形成睫状大环后发出返支，供应锯齿缘至赤道前的脉络膜；第三是睫状前动脉的分支，睫状前动脉的分支穿过睫状肌，与睫状后短动脉的分支形成广泛的吻合。脉络膜毛细血管的管径较大，其内皮细胞有较多的环形窗孔。

（3）基质层：脉络膜基质由疏松的胶原纤维构成支架，其中含有色素细胞、巨噬细胞、淋巴细胞、浆细胞等多种细胞，以及神经血管等。

（4）脉络膜上腔：脉络膜上腔是脉络膜与巩膜之间的潜在腔隙，含有起源于脉络膜和巩膜的胶原纤维、色素细胞、纤维细胞，以及神经丛。

5. **巩膜**　巩膜是眼球壁的最外层，质地坚韧，由致密的胶原纤维交错排列而成。

（二）正常眼底 OCT 图像分层命名

OCT 能够分辨视网膜细各层间的微细差异，可以实时观察到接近于组织切片的清晰的眼底断层影像。2014 年，国际 OCT 命名专家团队提出了正常眼后节 SD-OCT 的解剖标志名称，依据断层成像中可识别的反射层从最内侧的玻璃体-视网膜界面到外侧的脉络膜-巩膜界面命名了 18 个区带（表 1-1-2 和图 1-1-13）。

表 1-1-2　国际 OCT 命名专家团队提出的 OCT 分层

区带	分层命名	OCT 特征
1	玻璃体后皮质	高反射带
2	前视网膜间隙	低反射带
3	神经纤维层	高反射带
4	神经节细胞层	低反射带

续表

区带	分层命名	OCT 特征
5	内丛状层	高反射带
6	内核层	低反射带
7	外丛状层	高反射带
8	内层：Henle 纤维层 外层：外核层	低反射带
9	外界膜	高反射带
10	光感受器内节肌样体区	低反射带
11	光感受器内节椭圆体区	高反射带
12	光感受器外节	低反射带
13	视锥、视杆与 RPE 交叉嵌合区	高反射带
14	视网膜色素上皮-Bruch 膜复合体	高反射带
15	脉络膜毛细血管层	脉络膜内层中等反射信号细带
16	脉络膜 Sattler 层	脉络膜中层高反射圆形或椭圆形轮廓的低反射腔
17	脉络膜 Haller 层	脉络膜外层高反射椭圆形轮廓的低反射腔

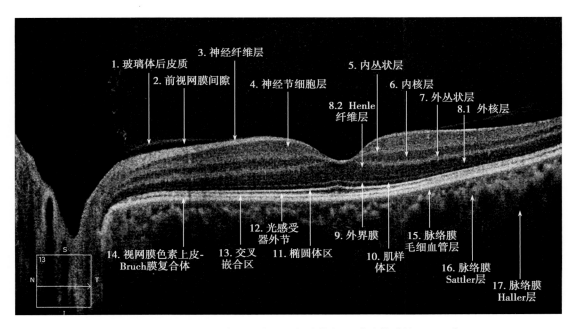

图 1-1-13　国际 OCT 命名专家团队提出的视网膜脉络膜的 OCT 分层

第二节　面向 OCT 图像的人工智能技术发展

随着图像采集和数据存储的扩展以及医疗保健系统转向使用电子病历,收集和组织数字临床数据越来越容易实现。此外,随着计算机处理速度的提高,人工智能(AI)程序可以更好地协助医疗疾病的诊断和管理。具体来说,我们对患者数据和图像的访问需求急剧增加,而使用 AI 程序对此类临床数据进行详细分析和模式识别,其数量和速度是人工审查无法完成的。此外,眼科是一个非常适合实施人工智能的领域。凭借丰富的患者图像,尤其是使用相干光断层成像(OCT)图像,AI 为我们提供了独特的机会来分析大量信息并协助作出临床决策。本节将简介 AI 的发展过程,通过若干实例勾勒 AI 能力范畴,为各章的深入阐述作铺垫。

AI 是计算机科学的一个分支,旨在模拟计算机中的智能人类行为,其发展路线如图 1-2-1 所示。

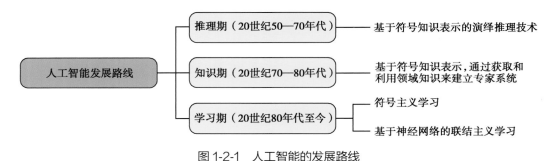

图 1-2-1　人工智能的发展路线

AI 是一个涵盖多个组件的总称,包括机器学习和深度学习等内容,如图 1-2-2 所示。

机器学习是人工智能研究的核心内容,也是人工智能中发展最快的分支之一,它应用广泛,涉及专家系统、自动推理、自然语言理解、模式识别、计算机视觉及智能机器人等。正如机器学习的先驱之一亚瑟·塞缪尔(Arthur Samuel)所描述的,机器学习是"一个研究领域,它使计算机能够在没有明确编程的情况下进行学习"。机器学习程序与基本计算机程序的不同之处在于,其可以通过接触更多数据来修改其算法的参数。由于机器学习程序旨在响应提供给算法的数据,

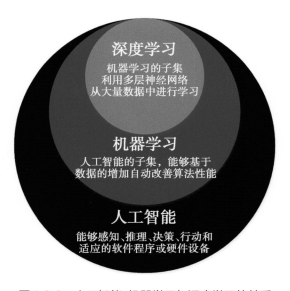

图 1-2-2　人工智能、机器学习与深度学习的关系

因而可以根据算法的参数作出有用的预测。

深度学习是机器学习的一个子集,是一种从训练数据集中自主学习特征和任务的技术。"深度"指呈现的数据在计算过程中经过的多层算法,相互关联的算法网络称为神经网络。因此,神经网络是一组算法,其灵感来自人脑中的神经连接,旨在识别任务中的模式。与机器学习程序不同,深度学习程序需要多层代码,并且不需要程序员明确识别图像中的特定特征,因为深度学习程序可以从训练数据集中自主学习。因此,深度学习程序还需要比机器学习程序所需的更大的训练数据集和更高的计算能力。重要的是,深度学习的一个子类型,称为卷积神经网络,是一种能够进行图像识别和分类的深度人工神经网络,已成为医学尤其是眼科中深度学习应用的关键组成部分。鉴于深度神经网络的潜力,近年来,深度学习和人工智能的研究和应用有所增加,并正在被全球许多大型科技公司和机构探索。下面重点介绍这些技术在使用 OCT 诊断疾病中的应用。

一、基于传统人工智能技术的 OCT 图像辅助分析

人工智能的概念最早于 1956 年由麦卡塞等学者提出,是一种研究、开发用于模拟、扩展人的智能的理论、方法、技术的新兴技术科学,而机器学习的研究是人工智能研究的方向之一。目前较热门的深度学习、人工神经网络、卷积神经网络、随机森林及支持向量机等均属于这一范畴。人工智能在机器学习方面的基本方法是指机器模型在基于某一给定的算法、网络架构等基础上,给予一定数量的数据样本如图像、声音等进行认知、学习,从而实现对新的同质样本进行自动化识别、分类。作为一项革命性的前沿科技,人工智能技术已成为全球各个国家、各个领域、各大跨国公司的竞争热点,其在医学领域的应用也逐渐得到更多的关注与研究,而基于机器学习的人工智能技术发展迅速,在眼科中的应用也在近年来得到越来越多的眼科学者和临床工作者的青睐,其广泛地开展能够极大地提高临床工作效率,减轻医生的负担。

在深度学习面世之前,类似于人工神经网络、随机森林、支持向量机及稀疏表示等机器学习算法已广泛应用于眼科疾病的辅助诊断分析,例如黄斑水肿、年龄相关性黄斑变性(AMD)、青光眼等,同时,其在视网膜疾病管理方面也正在迅速发展。

早期研究报告了 AI 程序在诊断多种视网膜疾病方面的性能,包括黄斑水肿和年龄相关性黄斑变性(AMD)。作为一种威胁视力的病变,黄斑水肿的特征是液体积聚在黄斑中。黄斑水肿可由多种病因引起,包括炎症、血管病变或退行性病变。自动分析黄斑 OCT 图像可以帮助筛查有黄斑水肿风险的患者,例如糖尿病患者,一些 AI 程序已可以帮助确定水肿何时可能由糖尿病引起。使用各种策略的人工智能程序已经获得了识别黄斑水肿的高精度。同时,现有的研究表明,人工智能算法可以将黄斑水肿与视网膜下积液的几种原因区分开来。年龄相关性黄斑变性是导致不可逆视力丧失的最常见原因之一。凭借 OCT 成像在 AMD 中的关键作用,通过使用 AI 扩展其应用可以促进其检测和管理。在过去几年中,多个

团体报告了检测 AMD 的人工智能策略,均获得了较为理想的结果。

长期以来,临床医生一直使用视神经头的变化来识别青光眼高危患者,而视神经头变化也是 OCT 中多种 AI 策略的目标。青光眼病变中,视网膜神经纤维层(RNFL)和神经节细胞层(GCL)变薄,可以通过直接分析这些结构的变薄以及视盘的相应变化得到相应的诊断结果。鉴于青光眼会引起多个视神经和视网膜结构的变化,未来的策略可能会结合多种测量来更好地评估青光眼风险。例如,研究者发现黄斑血管密度是一种有用的测量指标,当与其他青光眼相关测量方法结合使用时,可以增加预测价值。

AI 还被应用于许多其他视网膜病变,例如抗血管内皮生长因子(抗 VEGF)治疗期间的玻璃体黄斑粘连、多发性硬化症中的视网膜神经纤维损失,以及脉络膜和视网膜色素变性的光感受器变化。此外,其被用于自动生成视网膜和脉络膜的分割层,有可能进一步推动 OCT 在各种疾病过程中的应用。随着模型鲁棒性的提高以及人工智能在该领域的适用性,希望这些算法能够尽快对各种疾病的诊断和管理产生积极影响。

二、基于深度学习的 OCT 图像辅助分析

人工智能技术能力的快速增长和广泛应用不断扩大技术前沿。人工智能于 1956 年被首次描述为一种在训练后能够独立思考和类人行为的机器。机器学习是人工智能的一个子领域,于 1959 年引入,作为一种算法,可以在引入多个输入后自动修改其行为。最近其在计算能力方面的技术突破导致了深度学习(DL),这是一个涉及卷积神经网络(CNN)的机器学习的一个相对较新的子领域。卷积层是 CNN 的基础,在应用于每个像素的滤波器内核中使用权重在图像中的位置。CNN 不像在多层感知器网络中那样将整个图像作为高维张量摄取,而是通过学习卷积滤波器来学习提取特征。深度学习已应用于自动诊断、分割、大数据分析和结果预测。最近的许多研究都使用深度学习来诊断和分割糖尿病性视网膜病变、年龄相关性黄斑变性和青光眼的特征,其表现与人类专家相当甚至优于人类专家。

眼科中基于人工智能的重要应用之一是 OCT 图像分析。OCT 的出现彻底改变了许多视网膜疾病的临床管理,包括 AMD、糖尿病性黄斑水肿和视网膜静脉阻塞。OCT 是眼科中最常见的成像方式,2017 年仅在美国医疗保险人群中就进行了 674 万次。研究表明,在使用深度学习和 OCT 检测视网膜疾病和对可能危及视力的眼部疾病进行转诊的紧迫性进行分类时,其诊断性能非常强大。

在过去的几年里,DL 彻底改变了检测糖尿病性视网膜病变(DR)的诊断性能。尽管许多团队已经在公开可用的数据集上使用 DL 系统并证明了良好的结果,但 DL 系统并未在现实世界的 DR 筛选流程中进行测试。此外,深度学习系统针对不同种族人群的普遍性以及使用不同相机捕获的视网膜图像仍然不确定。随着人口老龄化,临床迫切需要强大的 DL 系统在三级眼保健中心来筛查这些患者并进一步评估。DL 还使用为语义分割而开发的神

经网络(如 U-Net)对边界和特征级分割产生了变革性影响。具体而言,这些网络已被训练用于在 OCT B 扫描上分割视网膜内液和视网膜下液。深度卷积网络在视网膜解剖边界的分割质量方面超越了传统方法。类似的方法也被用于分割 OCTA 图像中的中央凹无血管区域。最近,DeepMind 和 Moorfields 眼科医院使用一种新颖的 AI 框架,将神经网络的强大功能结合到分割和分类任务中。短期内,该 DL 系统已经在英国广泛用于快速访问"虚拟"诊所的黄斑疾病分类。从长远来看,该系统可用于在医院外对患者进行分类,特别是 OCT 系统越来越多地被社区验光师采用。目前,已有研究实现了用 OCT 相关数据或者图像来训练 DL 模型。这些 DL 模型主要分三类,具有不同类型的输入:①传统 OCT 报告中的测量参数、厚度图、偏差图和俯视图;②未分割的二维扫描图;③未分割的三维立体扫描图。

总而言之,利用 OCT 相关数据或图像训练的 DL 模型在青光眼检测方面都表现出良好的性能;而不同的输入形式存在不同的利弊:①OCT 测量的参数训练 DL 模型需要的计算能力较少,但图像伪影和分割误差可能导致参数本身不准确;②厚度图和偏差图可以在某种程度上表现层厚度的分布,但仍不能直接显示结构变化;③视盘的二维扫描图可以直接获得视盘周围区域的结构信息,但无法全面展示其他部位的病变特征性变化;④三维立体扫描图可以充分利用所有与病变相关的信息,但是训练过程需要更多图形处理器(GPU)内存,耗费更长的时间。

第三节　人工智能辅助分析 OCT 眼底图像

OCT 设备对检查结果的展示离不开计算机对采集信号的解析。OCT 扫描是典型的大数据分析展示,设备自带的软件展示模式实际上并没有充分利用这些大数据信息。近年来,大量研究表明,基于 OCT 图像大数据分析的应用前景广阔。图 1-3-1 给出了目前 OCT 眼底图像计算机辅助分析概况,涵盖从底层的像素级图像处理到中层的目标级病变分析,最后是高层的语义级病变理解。

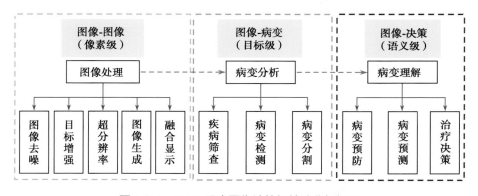

图 1-3-1　OCT 眼底图像计算机辅助分析概况

1. **OCT 眼底图像处理**　指对原始的 OCT 眼底图像进行图像质量和分辨率提升、对比度增强、多模态生成和融合显示。图像处理是图像到图像的变换,即对输入的图像进行逐点(即像素)处理,输出的仍然是图像。图像处理的目的是使眼底病变能够更清晰、直观而全面地展示给眼科临床医生观察和分析,同时也可以为后续的病变分析和理解提供方便。

2. **OCT 眼底图像病变分析**　指对输入的图像进行判断是否含有病变,如有,则进一步给出病变的大致位置和精确的病变区域,从而实现病变筛查并给出病变的面积、数量等定量参数。病变分析是图像到病变的过程,即对输入的图像进行病变(即目标)处理,输出的是病变有无和病变位置等病变信息。病变分析的目的是通过 AI 技术找出病变,并给出能够反映病变严重程度的定量参数,从而可以为后续的临床决策提供全面准确的评判依据。

3. **OCT 眼底病变理解**　指对输入数据(如 OCT 眼底图像和临床诊断信息等)进行综合分析后,对病变进行深入理解后给出发展状况的判断。病变理解已经超出了对图像进行单纯分析的范围,是图像识别到辅助医疗决策的过程,即对输入的数据进行病变发展状况(即语义)理解,通过寻找病变的生物标志物和病变的随访变化情况进行病变预防和预测,为临床医生制订有效的诊疗方案提供条件。

一、OCT 眼底图像处理

为了方便临床医生能够更清晰、更全面地观察 OCT 眼底图像中的组织和病变,可以通过 AI 技术提升图像的清晰度和对比度,还可以将不同模态的有效信息融合显示和相互生成。接下来,我们将分别从图像去噪、增强、融合显示、超分辨率和多模态生成四个方面介绍人工智能技术在 OCT 眼底图像分析中的应用。

(一)眼底图像去噪

由于低相干干涉测量法和成像设备的限制,OCT 眼底图像会受到散斑噪声的影响,会掩盖眼底层结构和微小病变等有效的图像特征,从而影响后续的图像分析和疾病诊断。因此,在去除 OCT 眼底图像中噪声的同时保持有效的细节对疾病诊断具有重要的现实意义。

OCT 眼底图像去噪研究可以分为基于传统的图像处理方法和基于深度学习的方法。Fang 等人提出了一种基于稀疏重构的 OCT 眼底图像去噪方法。考虑到 OCT 眼底图像中的噪声分布特性和眼底层状结构特性,本团队提出了一种基于改进同质相似性的 OCT 眼底图像去噪方法。最近几年深度学习技术被广泛应用于 OCT 眼底图像去噪,先后出现了基于条件生成对抗网络(GAN)的 OCT 图像去噪方法和基于 GAN 框架的同时进行 OCT 图像去噪和超分辨率方法。本团队提出了基于结构保持域自适应方法的 OCT 图像去噪方法,主要思想是将低质量的 SD-OCT 眼底图像映射为高质量的 EDI-OCT 眼底图像。图 1-3-2 为该方法的去噪结果。

(二)眼底图像增强

为了临床眼科医生能够更直观、清楚地观察眼底组织结构和病变,有时,需要通过图像

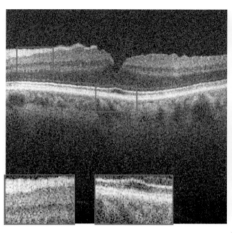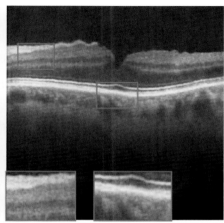

A | B

图 1-3-2　OCT 眼底图像去噪结果

A. 原图;B. 去噪结果图

增强技术提升图像的对比度和清晰度。

　　视网膜血管的形态改变与视网膜疾病密切相关,如糖尿病性视网膜病变和青光眼等。为了使三维 OCT 眼底图像生成的二维眼底投影图像更清晰地显示血管,在体素全投影(SVP)方法的基础上出现了多种改进方法,如区域限制投影方法,即通过限制投影区域,排除影响视网膜血管对比度的其他干扰信息。本团队提出了一种基于高低反射率增强的 OCT 视网膜血管投影显示方法。由于光的吸收效应,视网膜血管在内界膜(ILM)和外丛状层之间的反射率会提升;而由于视网膜血管的阴影影响,视网膜血管下方的反射率会下降。充分利用上述特性,通过视网膜血管模板对区域限制投影图像进一步提升血管对比度。图 1-3-3 给出了三种投影方法在正常 OCT 眼底图像上的结果比较,可见高低反射率增强投影方法能够生成更高对比度的视网膜血管投影图像,帮助医生在屈光间质混浊低对比度的情况下识别病变。

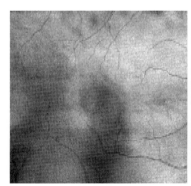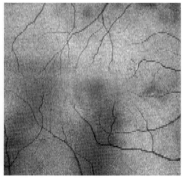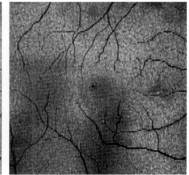

图 1-3-3　视网膜血管投影显示结果比较

从左至右分别为:SVP 投影、区域限制投影、高低反射率增强投影

　　在 OCT 切片图像或眼底投影图像上,由于噪声和眼底组织的影响,眼底病变的对比度会下降,特别是一些微小病变的识别更加困难,但可以采用图像处理技术提升病变与背景的差异。本团队提出了一种基于直方图匹配和空域变换的高反射亮斑增强方法。基本思想是通过拉大目标与背景的亮度差异,使高反射亮斑在 OCT 断层图像上凸显出来。为了在 OCT enface 图像上清晰显示玻璃疣(drusen),我们的团队针对玻璃疣在 OCT 图像中的位置和亮度分布特性,提出了基于限制体素求和投影(RSVP)的玻璃疣眼底投影方法。该方法将投影区域限制在仅包含玻璃疣的 RPE 附近,同时,通过区域填充技术提升玻璃疣内部像素的亮度,达到在投影图上突出显示玻璃疣的目的,而且通过亮度高低可以初步判断玻璃疣的高度。图 1-3-4 为 RSVP 和 SVP 眼底投影结果比较,在传统的 SVP 投影图像中几乎看不见玻璃疣,而 RSVP 可以清楚、全面地显示玻璃疣。

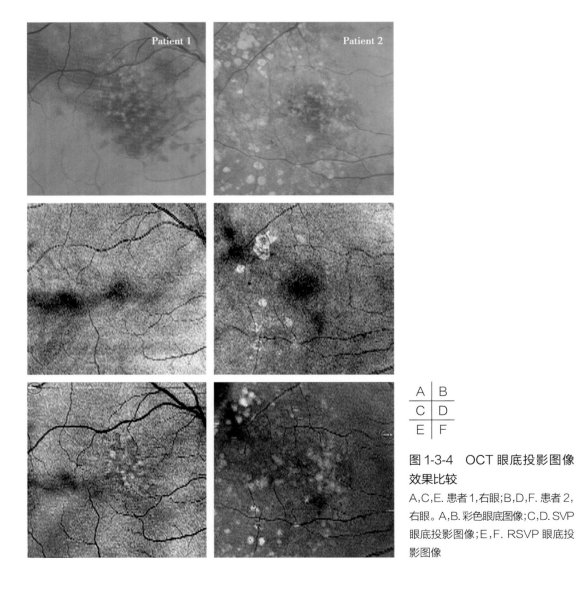

A	B
C	D
E	F

图 1-3-4　OCT 眼底投影图像效果比较

A,C,E. 患者 1,右眼;B,D,F. 患者 2,右眼。A,B. 彩色眼底图像;C,D. SVP 眼底投影图像;E,F. RSVP 眼底投影图像地图状萎缩（GA）在 OCT 图像上主要表现为 RPE 下方的脉络膜层和巩膜层反射率增大，传统的区域限制投影只是将 GA 投影区域限制在 RPE 下方的固定区域，没有考虑脉络膜层不同大小血管的影响。为了克服脉络膜层低反射率血管对 GA 眼底投影图像的影响，我们的团队提出了基于限制面积求和投影（RSAP）的 GA 眼底投影方法，通过拟合 OCT 切片图像 RPE 下方的每列局部亮度最大值得到该列面积，最终利用面积大小生成 GA 投影图像，该方法可以消除脉络膜层血管对 GA 投影的影响。图 1-3-5 为不同眼底投影方法对 GA 显示效果的比较，RSAP 眼底投影图像中的 GA 区域内部亮度更高更一致，而另外两种投影图像中，GA 区域内部由于脉络膜血管的影响而出现低亮区域。

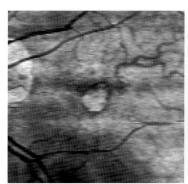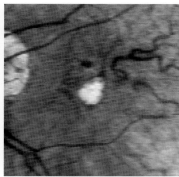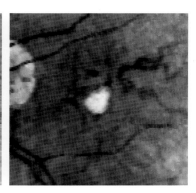

图 1-3-5　GA 眼底投影图像效果比较（同一患者，右眼）

从左至右分别为：SVP 眼底投影图像、区域限制眼底投影图像、RSAP 眼底投影图像

（三）眼底图像融合显示

前文的图像增强主要针对单个组织或病变，为了在一幅图像中同时显示多个病变或融合多种模态图像信息，可以采用图像融合技术将多种有效信息同时显示在一幅图像中，从而方便临床医生结合多模态影像更全面地进行分析和诊断。

本团队提出了一种伪彩色融合策略，用于在眼底投影图像中同时显示玻璃疣和 GA。分别将 SVP 投影图像、玻璃疣投影图像和 GA 投影图像作为 R、G 和 B 通道进行伪彩色合成，在伪彩色合成图像中，玻璃疣和 GA 颜色分别偏绿色和紫色，如图 1-3-6A 所示。从图 1-3-6 的融合显示结果可以看出：玻璃疣和 GA 在彩色眼底图像中很难分辨，因为其颜色相近，而融合显示结果中两者的颜色差异显著。

不同模态的图像可以为眼底病变提供不同的有效信息，如 OCT 和 OCTA 可以分别为 CNV 提供结构信息和功能信息。本团队提出了一种基于 OCT 和 OCTA 融合的 CNV 显示方法，该方法通过视网膜层分割和 CNV 检测等技术分别将 OCT 图像中的结构信息和 CNV 内部 OCTA 血流信息进行增强，然后采用最大值融合将两者融合显示。图 1-3-7 为 CNV 融合显示结果，从融合结果中可以清楚看出 CNV 的边界和内部血流分布，同时，还能看出 CNV 周边的其他眼底病变。

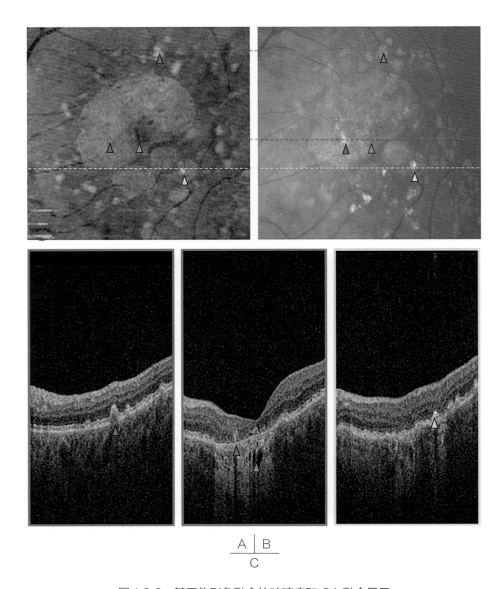

图 1-3-6　基于伪彩色融合的玻璃疣和 GA 融合显示

A. 伪彩色融合显示结果；B. 彩色眼底图像；C. 三幅图像分别对应上方图像中的三条彩色虚线位置
处的 B 扫描图像

　　我们的团队还提出了一种基于彩色眼底照相（CFP）、FFA 和 OCTA 影像的融合显示方
法，辅助视网膜分支性静脉阻塞（BRVO）的诊断。首先通过图像配准将三种模态图像中的
公共区域提取并对齐，然后采用图像增强技术提升三种模态图像的对比度，并采用自适应
字典学习技术提取三种模态图像中的有效信息，最后采用彩色映射技术生成伪彩色融合结
果。图 1-3-8 为 BRVO 融合显示结果，融合结果中将 CFP 中的棉絮斑区域、FFA 中的视网
膜出血区域和 OCTA 中的毛细血管都清楚地显示出来，从而方便临床医生分析诊断。

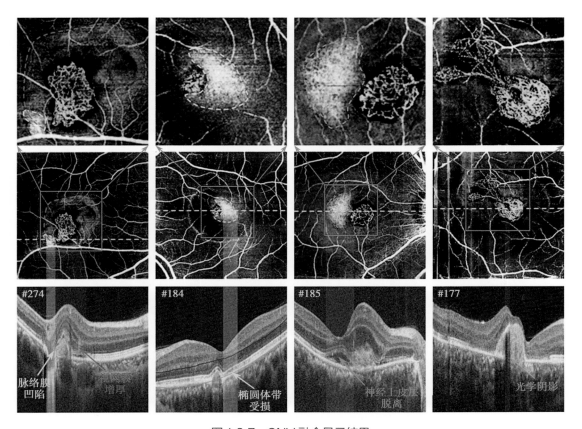

图 1-3-7　CNV 融合显示结果

第二行为融合结果，第一行是第二行的局部放大图，第三行是第二行黄色虚线指示的 SD-OCT 的 B 扫描图像，五种颜色的虚线圈分别指示了脉络膜凹陷、视网膜增厚、椭圆体带受损、神经上皮层脱离和光学阴影五种视网膜结构变化

（四）眼底图像超分辨率和生成

由于成像设备和成像技术的原因，OCT 图像存在分辨率低和血流信息缺失等问题，可以采用超分辨率技术和图像生成技术提升图像的分辨率并获得额外的血流信息，如图 1-3-2 展示的图像去噪结果就是通过学习低分辨率的 SD-OCT 图像和高分辨率的 EDI-OCT 的分布映射关系得到的。

近几年，OCTA 成像技术被越来越多地应用于眼科临床诊断，但 OCTA 由于受到成像视场的限制，有时需要通过降低扫描密度来增大成像视场，但这会导致生成的 OCTA 图像的分辨率降低。Gao 等提出了一种基于深度学习的高分辨率血流重构网络——3mm×3mm 和 6mm×6mm 的对应 OCTA 图像训练网络，用训练好的网络重构低分辨率 OCTA 图像，使 6mm×6mm 的 OCTA 图像质量达到 3mm×3mm 图像的质量水平。Lee 等提出了基于 U 型深度网络的由单幅 OCT 图像生成对应 OCTA 图像的方法。本团队提出了基于纹理引导的 OCTA 深度生成网络，该网络具有更好的鲁棒性和特征提取能力。图 1-3-9 展示了基于频域 OCT 的 OCTA 生成结果，相比于 OCT 图像，生成的 OCTA 图像能够更清楚地显示视网

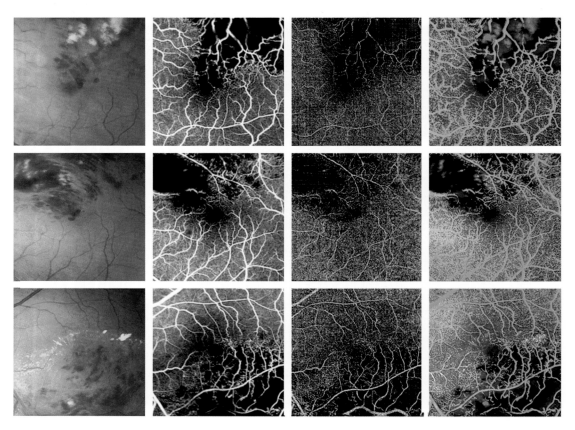

图 1-3-8　融合结果展示

从上至下是三组试验结果，从左至右分别是 CFP 图像、FFA 图像、OCTA 图像和融合结果图像

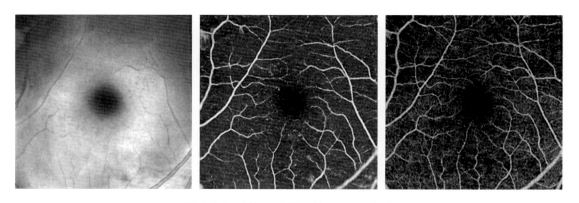

图 1-3-9　基于深度学习的 OCTA 生成

从左至右分别为：OCT 眼底投影图像，OCTA 生成结果，真实 OCTA 眼底投影图像

膜血管,但相比于真实的 OCTA 图像,细节上仍有差距,生成的 OCTA 图像中几乎看不见毛细血管。

二、基于 OCT 眼底图像的病变分析

临床医生获得 OCT 眼底图像后首先需要判断是否正常,如果不正常则需要找到病变所在的位置,甚至需要进一步准确得到病变区域。该流程可以通过人工智能技术中的图像分类、目标检测和分割技术实现。将病变筛查看作图像分类问题,正常和异常或不同病变图像可以作为不同类别加以区分。利用目标检测和分割技术可以快速定位病变区域、提取病变区域,从而为临床诊断提供病变的位置、尺寸和数量等信息。

(一)眼底病变筛查

从大量 OCT 眼底图像中筛查病变对于眼科医生来说是很大的负担,为了减轻临床医生的工作压力,基于人工智能技术的自动分类筛查变得越来越重要。早期的 OCT 图像筛查主要依赖于领域专家知识手动提取的特征,但该类方法由于眼底病变的多样性而缺乏很强的泛化能力。近几年,深度学习被广泛应用于 OCT 眼底疾病筛查和分类中,如 Kermany 等人采用深度学习和迁移学习技术建立了用于 AMD 和 DR 的四分类模型,并通过构建的大型公共数据集进行了验证。Fang 等人基于像素级标签,利用一个病变区域检测网络生成软注意力图,将其融入分类网络以充分利用病变区域的局部信息。但基于深度学习的病变筛查模型需要大量的人工标注 OCT 图像作为训练数据,而医学图像标注需要依赖专业的临床知识,因此,标注的难度和成本较大。实际情况是医院拥有大量的未标注 OCT 眼底图像,为了从未标注图像中学习到利于图像分类的有效特征,并结合少量的标注图像,本团队提出了基于多任务自监督和对比学习的半监督眼底病变筛查模型。试验结果表明,所提出的模型能够对 AMD、DR、水肿等常见视网膜病变进行准确且快速的筛查,这有效降低了眼科医生的工作量,提高了临床诊断的工作效率。该模型的详细描述请见本书第四章。而且,随着 OCT 设备不断向基层普及,这一工作对于提升基层眼科诊断和转诊能力具有重要的应用价值。

(二)眼底组织和病变检测

目标检测的目的是寻找并定位需要重视的组织或病变,从而辅助成像或临床分析。本团队提出了一种基于 OCT 和 OCTA 图像的快速、鲁棒的黄斑中央心凹检测框架。该框架首先通过轻量级深度网络分割得到中央凹无血管区(FAZ),然后将 FAZ 的中心作为中央凹。我们的团队针对时间序列 SD-OCT 图像提出了基于目标跟踪思想的脉络膜新生血管(CNV)检测方法,该方法只需要手动标记第一时刻图像中的 CNV 位置,后续时刻就可以通过目标跟踪算法自动检测 CNV 区域。由于眼底病变在 OCT 图像中表现形式多变,因此,很难手动标记所有可能出现的病变。为了适应各种病变,并减轻手动标记的工作量,Seebock 等人提出了基于异常检测思想的视网膜病变检测方法。该方法在模型训练阶段只需要正常 OCT

眼底图像,利用贝叶斯深度网络得到正常视网膜层的分割模型。测试阶段,利用认知不确定性检测异常区域,并通过后处理得到视网膜异常区域。该方法能够适用于所有视网膜病变,而且无须手动标记病变区域就可以起到对病变区域的标注作用。

(三)眼底组织和病变分割

对眼底病变标注、定量是 AI 辅助 OCT 分析的一个非常重要的作用。图像分割是实现这一功能的关键,基于分割结果可以计算得到病变的面积和体积等参数,方便医生更准确地评估疾病的严重程度。眼底图像分割又可以分为眼底组织分割和病变区域分割,其中视网膜层分割在 OCT 眼底图像分析中起着重要作用。目前的视网膜层分割在正常 OCT 图像中已经能够得到很高的分割精度,难点是异常 OCT 图像中的层结构由于病变的影响而被破坏,导致自动层分割算法很难鲁棒、准确地分割视网膜层。本团队首次基于 OCT 和 OCTA 两种模态图像提出了一种基于深度学习的鲁棒层分割模型,该模型考虑了视网膜层的结构先验信息和位置先验信息,并通过大量含有各种病变的图像进行测试,结果表明该方法比现有的方法具有更高的分割精度和更好的鲁棒性。随着 OCT 成像技术的发展,视网膜下方的脉络膜层在 OCT 成像中显示得越来越清晰,从而针对脉络膜层的研究越来越多。我们的团队利用脉络膜的反射率特性提出了一种基于灰度渐变距离的自动脉络膜层分割方法。视网膜血管分割也在视网膜病变分析中起着重要作用,特别是近几年 OCTA 被越来越多地用于临床诊断。现有的视网膜血管分割主要依赖于视网膜层分割,通过层分割限制投影区域,然后在二维投影图像上分割血管。因此,层分割错误会导致后续的血管分割出现问题。为了克服层分割对血管分割的影响,同时充分利用 OCT 和 OCTA 图像的三维信息,我们的团队提出了一种从三维到二维的图像投影网络,该网络可以直接基于三维数据得到二维的视网膜血管。

针对眼底病变在 OCT 图像中的表现特性,已有大量的眼底病变分割方法出现。例如,我们的团队提出了一种自动的玻璃疣分割方法,该方法主要基于 RPE 的形态改变确定玻璃疣区域。利用地图状萎缩(GA)的反射率特性和位置信息,我们提出了一种基于几何活动轮廓模型的半自动 GA 分割方法。而为充分利用 OCT 图像信息,我们提出了基于深度投票模型的全自动 GA 分割方法,克服了视网膜层分割误差对 GA 分割的影响。我们还提出了一种只需要图像级标签的弱监督 GA 自动分割方法,以减轻 GA 分割对手动标注的依赖。有关玻璃疣和 GA 分割方法的详细描述请参见第三章。我们建立了一种眼底投影图像引导的 OCT 视网膜下积液自动分割方法,通过该方法可以区分视网膜神经上皮层脱离(NRD)和色素上皮层脱离(PED)。我们还提出了一种基于三维深度网络的高反射亮斑自动分割方法,该方法可以克服 OCT 图像亮度不一致问题,而且通过简化网络提升了分割速度。有关下积液和亮斑自动分割方法的详细描述请参见第四章。我们团队建立的基于多尺度三分支深度网络的脉络膜(CNV)分割方法的试验结果表明,其能够鲁棒地分割各种形式的 CNV 病变。

三、基于 OCT 眼底图像的病变理解和辅助决策

通过前期的眼底图像处理和分析,可以对眼底病变的发展趋势和严重等级作出判断,如是否出现了病变的早期表现特征。通过寻找并确定病变早期的生物标志物,实现眼底病变早发现、早治疗。通过眼底病变以往的时间序列数据可以挖掘并发现病变的演化规律,通过病变预测为制订有效合理的临床诊疗方案提供依据。

(一)眼底病变预防

糖尿病性视网膜病变(DR)在早期如果能及时干预,可显著降低失明的发生风险。李婷婷等人探讨了黄斑区形态改变在 DR 早期诊断中的价值,研究结果表明,DR 患者黄斑区血流密度降低和 FAZ 面积增大对 DR 早期诊断具有一定的应用价值。基于 OCTA 的视网膜血管分割结果,Eladawi 等抽取了血流密度、血管直径和 FAZ 距离地图,然后采用分类器对 DR 早期病变进行诊断。我们的团队利用 OCT 和 CFP 多模态图像研究了高反射亮斑和硬性渗出的相关性,指出高反射亮斑的面积和数量与糖尿病性视网膜病变的严重程度具有相关性,因此,高反射亮斑对 DR 早期筛查、诊断和预防具有重要的指导意义。有关高反射亮斑和硬性渗出的关系分析详细内容请参见第四章。

目前,关于视网膜神经纤维层(RNFL)在原发性闭角型青光眼(PACG)早期诊断的相关报道较多。王运利用 OCT 图像测量 RNFL,研究结果表明:随着 PACG 患者病情加重,RNFL 逐渐变薄,且与视野平均缺损成负相关,RNFL 厚度对 PACG 早期诊断具有一定的应用价值。Liu 等人基于 OCT 图像比较了归一化反射率指数(NRI)和 RNFL 厚度用于区分青光眼和疑似青光眼的性能,发现 NRI 能够比 RNFL 厚度更好地区分疑似青光眼和正常眼,因此,NRI 对于青光眼预防具有更好的应用价值。

另外,由于视网膜与视神经的发展起源于大脑,因而具有类似大脑的结构和功能特性。阿尔茨海默病(AD)是一种可引发认知障碍的神经退行性疾病,是老年痴呆症的主要原因。在 AD 发病前,患者通常经历轻度认知障碍(MCI),在 MCI 患者中已经存在视神经和视网膜神经纤维层的退化现象。近年来,探寻神经退行性疾病在眼部相干光断层图像中生物标记逐渐成为一个新兴研究方向。

(二)眼底病变演化预测

临床医师早期主要依靠临床经验对病变发展进行预测。随着对病变预测的需求越来越高,自动的预测方法被陆续提出。在初始阶段,病变区域的发展过程用数学模型进行描述,如 Zhu 等人用反应扩散模型模拟视网膜中 CNV 的演化过程。但是,数学模型只能反映病变的线性发展,而实际情况下病变的发展往往是非线性的。本团队利用传统机器学习算法来预测未来一段时间后的 GA 增长区域,该方法首先利用人工手段提取了一系列 GA 相关的显性量化特征,然后使用这些特征训练一个用于预测的随机森林模型。Erfurth 等利用机器学习方法在视力功能和 OCT 参数之间建立关联,并利用获得的参数预测受试者经过治

疗后 1 年的视力水平。本团队提出了一种基于双向长短时记忆网络的时间自适应 GA 病变演化预测模型,为了解决相邻 GA 随访之间时间间隔不一致的问题,我们在该预测模型中嵌入了自适应时间因子。在测试阶段,通过调节时间因子,可以预测任意时间间隔后的 GA 增长。试验结果表明,模型能够较为准确地预测未来的 GA 演化,且具有足够的泛化性能。关于 GA 自动演化预测工作的详细描述请参见第三章。

(三)眼底病变治疗辅助决策

在临床处理患者病情时,由于疾病的临床表现复杂多变,临床医生需要根据患者的综合情况从多种诊治方案中选择最佳方案。例如,在临床试验中,CNV 和糖尿病性黄斑水肿(DME)病变并非对每一次玻璃体腔抗 VEGF 注射都会产生响应。同时,由于进行玻璃体腔抗 VEGF 注射的费用高昂,很多患者无法负担长期高昂的治疗费用。因此,如果能够在进行玻璃体腔抗 VEGF 注射之前预判眼底病变是否会对当次治疗产生有效响应,将有利于为患者节省医疗开销,且有助于眼科医生更好地研究眼底病变对治疗的响应机制并制订更加合理的治疗方案。Bogunovic 等面向纵向 OCT 时间序列图像采用支持向量机预测抗 VEGF 治疗对 AMD 的响应,通过 30 例患者数据预测下个治疗时刻的响应正确率为 87%。随后,他们又采用黄斑 OCT 微结构特征、最佳矫正视力(BCVA)和人口统计学特征预测抗 VEGF 治疗对 AMD 的响应,317 例受试者的工作特征曲线下方面积(AUC)为 0.735。Rasti 等基于单个患者 OCT 图像采用深度学习预测抗 VEGF 治疗对 DME 的响应,通过 127 例 DME 患者的三个连续抗 VEGF 注射治疗回顾数据验证了预测模型的性能,如果注射抗 VEGF 后视网膜厚度减少至少 10% 则认为有响应,通过 5 折交叉验证获得了平均 0.866 的 AUC 值,平均精确率(precision)、敏感度(sensitivity)和特异度(specificity)分别为 85.5%、80.1% 和 85%。

第四节　人工智能定量评价指标解读

一、数据集划分

人工智能的基本工作流程可以概括为以下三步:①使用大量和任务相关的数据集来训练模型;②通过模型在数据集上的误差不断迭代,从而得到对数据集拟合最合理的模型参数;③将训练完成的模型应用到真实的场景中。

人工智能的最终目的是将训练好的模型部署到真实场景中,希望该模型能够在真实数据上得到好的预期效果,换句话说,就是希望模型在真实数据上的泛化误差越小越好。为了高效地训练高性能的人工智能模型,试验数据被划分为三个无数据交叉的试验数据子集,分别是训练集、验证集和测试集。

1. **训练集**　用于训练模型的试验数据。

2. **验证集** 模型训练是一个迭代的过程,其性能会随着迭代次数上下波动,因此,要选出性能最好的一组模型参数。如果直接使用测试集进行选择,会造成信息泄露,从而降低模型的泛化能力。为了避免这样的情况发生,需要使用独立的验证集在模型训练过程中评估模型性能,从而选出性能最好的模型参数。

3. **测试集** 对于已经训练完毕的模型,可以用测试集上的误差作为模型在真实场景中的泛化误差。有了测试集,只需将训练好的模型在测试集上计算误差,即可认为此误差是泛化误差的近似,从而只需让训练好的模型在测试集上的误差最小即可。

简言之,在训练集上训练模型,在验证集上评估模型,一旦选择最佳的模型参数,就在测试集上测试模型性能,测试集上的误差作为泛化误差的近似。

二、模型性能评价指标

(一)分类任务指标

分类任务常见的评价指标包括混淆矩阵、准确率(accuracy)、精确率(precision)、召回率(recall)、特异度(specificity)、ROC 曲线、F1 score、P 值等。为了对上述指标进行介绍,需要首先引入如下概念:

① 真阳性(true postive,TP):实际为正,被模型判断为正的样本数量;

② 假阳性(false positive,FP):实际为负,但被模型判断为正的样本数量;

③ 假阴性(false negative,FN):实际为正,但被模型判断为负的样本数量;

④ 真阴性(true negative,TN):实际为负,被模型判断为负的样本数量。

另外,TP+FP 表示所有被模型判断为正的样本数量,FN+TN 为所有被模型判断为负的样本数量,TP+FN 表示实际为正的样本数量,FP+TN 表示实际为负的样本数量。

1. **混淆矩阵** 混淆矩阵是人工智能中经常使用的用来总结分类模型性能的表,用矩阵的形式来表示,将数据集中的记录按照真实的类别和模型判断的类别两个标准进行汇总。以二分类任务为例,表 1-4-1 展示了混淆矩阵的结构。

表 1-4-1 混淆矩阵结构(二分类任务)

混淆矩阵		模型判断	
		正	负
实际	正	TP	FN
	负	FP	TN

2. **准确率** 分类正确的样本占总样本个数的比例称为准确率(accuracy)。即:

$$\text{accuracy} = \frac{n_{correct}}{n_{total}} = \frac{\text{TP}+\text{TN}}{\text{TP}+\text{TN}+\text{FP}+\text{FN}}$$

准确率是分类问题中最简单直观的评价指标,但存在明显的缺陷。比如,如果样本中有 99% 的样本为正样本,那么模型只需要一直预测为正,就可以得到 99% 的准确率,但其实际性能是非常低下的。也就是说,当不同类别样本的比例非常不均衡时,占比大的类别往往成为影响准确率的最主要因素。

3. **精确率** 模型判断为正的样本中,实际也为正的样本占被模型判断为正的样本的比例称为精确率(precision)。即:

$$precision = \frac{TP}{TP+FP}$$

精确率体现了模型对负样本的区分能力,精确率越高,模型对负样本的区分能力越强。

4. **召回率(recall)** 实际为正的样本中,被模型判断为正的样本所占实际为正的样本的比例被称为召回率(recall)或敏感度(sensitivity)。即:

$$recall = sensitivity = \frac{TP}{TP+FN}$$

召回率(敏感度)体现了模型对正样本的识别能力,召回率越高,模型对正样本的识别能力越强。

5. **特异度(specificity)** 模型判断为负的样本中,实际也为负的样本占实际为负的样本的比例被称为特异度(specificity)。即:

$$specificity = \frac{TN}{FP+TN}$$

6. **ROC 曲线** ROC 曲线(receiver operating characteristic curve)的中文名为受试者工作特征曲线,它的横坐标为假阳性率(false positive rate,FPR),纵坐标为真阳性率(true positive rate,TPR):

$$FPR = \frac{FP}{FP+TN}$$

$$TPR = \frac{TP}{TP+FN}$$

TPR 和召回率是相同的。假设有一个二分类器,分类器对所有的样本进行分类并给出一个 0~1 之间的分数,一般会设置一个阈值,大于这个阈值则将其判断为正,小于该阈值则判断为负,这样就可以得到一组(FPR,TPR)。通过选择多个不同的阈值,就可以得到多组(FPR,TPR),从而绘制 ROC 曲线,如图 1-4-1 所示。

曲线下面积(area under curve,AUC)就是 ROC 曲线下的面积大小,它能够量化地反映基于 ROC 曲线衡量出的模型性能。AUC 的取值一般在 0.5~1 之间,AUC 越大,说明分类器越可能把实际为正的样本排在实际为负的样本的前面,即正确作出判断。

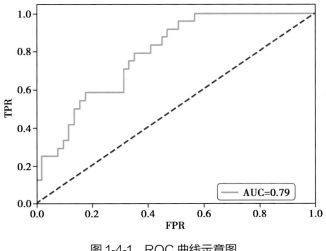

图 1-4-1   ROC 曲线示意图

7. F1 score   F1 score 是精确率和召回率的调和平均值。即：

$$F1 = \frac{2 \times \text{precision} \times \text{recall}}{\text{precision} + \text{recall}}$$

F1 score 体现了模型对所有类别样本的稳健性，F1 score 越高，说明模型越稳健。

8. P 值 P 值来自统计学原理，它被用来评估模型输出的结果与真实结果之间是否具有显著性差异，其判断标准如下：$P>0.05$ 表示两组结果无显著性差异；$P<0.05$ 表示两组结果有显著性差异；$P<0.01$ 表示两组结果有非常显著性差异。

（二）分割任务指标

图像的语义分割即对图像中每一个像素点进行分类，确定每个点的类别，从而进行区域划分。分割任务常见的评价指标包括像素准确率（PA）、平均交并比（mIoU）、Dice 相似性系数（DSC）、皮尔逊相关性系数（PCC）等。

1. 像素准确率（pixel accuracy，PA）   假设图像中的分割目标类别数为 k。PA 的计算公式可以表示如下：

$$PA = \frac{\sum_{i=1}^{k} p_{ii}}{\sum_{i=1}^{k} \sum_{j=1}^{k} p_{ij}}$$

其中 p_{ii} 表示将第 i 类分成第 i 类的像素数量，p_{ij} 表示将第 i 类分成第 j 类的像素数量。因此，该比值表示正确分类的像素数量占总像素数量的比例。但是如果图像中大面积是背景，而目标较小，即使将整个图片分类为背景，也会有很高的 PA 得分，因此，该指标不适用于评价以小目标为主的图像分割效果。

2. 平均交并比（mean IoU，mIoU）   mIoU 计算的是真实的目标区域与模型分割得到的目标区域之间的交并比。其计算公式如下所示：

$$mIoU = \frac{1}{k+1} \sum_{i=1}^{k} \frac{p_{ii}}{\sum_{j=1}^{k} p_{ij} + \sum_{j=1}^{k} p_{ji} - p_{ii}}$$

3. **平均过分割率**（mean overestimated ratio，mOverest） mOverest 计算的是将非目标区域误判断为目标区域的比例。其计算公式如下所示：

$$mOverest = \frac{1}{k+1} \sum_{i=1}^{k} \frac{p_{ij}}{\sum_{j=1}^{k} p_{ij} + \sum_{j=1}^{k} p_{ji} - p_{ii}}$$

4. **平均欠分割率**（mean underestimated ratio，mUndest） mUndest 计算的是将目标区域误判断为非目标区域的比例。其计算公式如下所示：

$$mUndest = \frac{1}{k+1} \sum_{i=1}^{k} \frac{p_{ji}}{\sum_{j=1}^{k} p_{ij} + \sum_{j=1}^{k} p_{ji} - p_{ii}}$$

5. **Dice 相似性系数**（dice similarity coefficient，DSC） DSC 主要是用来计算两个集合的相似性。其计算公式如下所示：

$$DSC = \frac{1}{k+1} \sum_{i=1}^{k} \frac{2 \times p_{ii}}{\sum_{j=1}^{k} p_{ij} + \sum_{j=1}^{k} p_{ji}}$$

6. **皮尔逊相关性系数**（Pearson correlation coefficient，PCC） PCC 可以用来评估模型分割的目标区域和真实的目标区域之间的相关性。其计算公式如下所示：

$$PCC = \frac{\sum XY - \frac{\sum X \sum Y}{N}}{\sqrt{\left(\sum X^2 - \frac{(\sum X)^2}{N}\right)\left(\sum Y^2 - \frac{(\sum Y)^2}{N}\right)}}$$

其中，X 表示模型分割得到的目标区域的像素集合，Y 表示真实的目标区域的像素集合，N 表示像素数目。

（陈 强 纪则轩 黄正如）

参考文献

1. HUANG D，SWANSON E A，LIN C P，et al. Optical coherence tomography. Science，1991，254：1178-1181.

2. ALIBHAI A Y，OR C，WITKIN A J. Swept source optical coherence tomography：A review. Curr Ophthalmol Rep，2018，6：7-16.

3. MORGAN J E，BOURTSOUKLI I，RAJKUMAR K N，et al. The accuracy of the inferior>superior>nasal>tem-

poral neuroretinal rim area rule for diagnosing glaucomatous optic disc damage. Ophthalmol, 2012, 119（4）: 723-730.

4. POON L Y, SOLÁ-DEL VALLE D, TURALBA A V, et al. The ISNT rule: How often does it apply to disc photographs and retinal nerve fiber layer measurements in the normal population？ Am J Ophthalmol, 2017, 184: 19-27.

5. GELMAN R, STEVENSON W, PROSPERO PONCE C, et al. Retinal damage induced by internal limiting membrane removal. J Ophthalmol, 2015, 2015: 939748.

6. CURCIO C A, ALLEN K A. Topography of ganglion cells in human retina. J Comp Neurol, 1990, 300（1）: 5-25.

7. HATTAR S, LIAO H W, TAKAO M, et al. Melanopsin-containing retinal ganglion cells: architecture, projections, and intrinsic photosensitivity. Science, 2002, 295（5557）: 1065-1070.

8. MARKWELL E L, FEIGL B, ZELE A J. Intrinsically photosensitive melanopsin retinal ganglion cell contributions to the pupillary light reflex and circadian rhythm. Clin Exp Optom, 2010, 93（3）: 137-149.

9. DO MTH. Melanopsin and the intrinsically photosensitive retinal ganglion cells: Biophysics to behavior. Neuron, 2019, 104（2）: 205-226.

10. DO M T, YAU K W. Intrinsically photosensitive retinal ganglion cells. Physiol Rev, 2010, 90（4）: 1547-1581.

11. REICHENBACH A, BRINGMANN A. Glia of the human retina. Glia, 2020, 68（4）: 768-796.

12. SALMAN A, MCCLEMENTS M E. Insights on the regeneration potential of Müller glia in the mammalian retina. Cells, 2021, 10（8）: 1957.

13. GUPTA M P, HERZLICH A A, SAUER T, et al. Retinal anatomy and pathology. Dev Ophthalmol, 2016, 55: 7-17.

14. TSANG S H, SHARMA T. Retinal histology and anatomical landmarks. Adv Exp Med Biol, 2018, 1085: 3-5.

15. STAURENGHI G, SADDA S, CHAKRAVARTHY U, et al. Proposed lexicon for anatomic landmarks in normal posterior segment spectral-domain optical coherence tomography: the IN•OCT consensus. Ophthalmol, 2014, 121（8）: 1572-1578.

16. CHEN Q, SISTERNES DE L, LENG T, et al. Application of improved homogeneity similarity based denoising in optical coherence tomography retinal images. Journal of digital imaging, 2014, 28（3）: 346-361.

17. WU M, CHEN W, CHEN Q, et al. Noise reduction for SD-OCT using a structure-preserving domain transfer approach. IEEE J Biomed Health, 2021, 25（9）: 3460-3472.

18. CHEN Q, NIU S, YUAN S, et al. High-low reflectivity enhancement based retinal vessel projection for SD-OCT images. Medical physics, 2016, 43（10）: 5464.

19. CHEN Q, LENG T, ZHENG L, et al. An improved OCT-derived fundus projection image for drusen visualization. Retina, 2014, 34（5）: 996-1005.

20. CHEN Q, NIU S, SHEN H, et al. Restricted summed-area projection for geographic atrophy visualization in SD-OCT images. Transl Vis Sci Techn, 2015, 4（5）: 1-13.

21. CHEN Q, LENG T, NIU S, et al. A false color fusion strategy for drusen and GA visualization in OCT images. Retina, 2014, 34（12）: 2346-2358.

22. KERMANY D S, GOLDBAUM M, CAI W, et al. Identifying medical diagnoses and treatable diseases by image-based deep learning. Cell, 2018, 172: 1122-1131.

23. LI M, WANG Y, JI Z, et al. A fast and robust fovea detection framework for OCT images based on foveal avascular zone segmentation. OSA continuum, 2020, 3（3）: 528-541.

24. LI Y, NIU S, JI Z, et al. Automated choroidal neovascularization detection for time series SD-OCT images.

Medical image computing and computer assisted intervention (MICCAI), 2018 , LNCS 11071 : 381-388.

25. ZHANG Y, HUANG C, LI M, et al. Robust layer segmentation against complex retinal abnormalities for en face OCTA generation. Medical image computing and computer assisted intervention (MICCAI), 2020, LNCS 12265 : 647-655.

26. LI M, CHEN Y, JI Z, et al. Image projection network : 3D to 2D image segmentation in OCTA images. IEEE Trans Med Imaging, 2020, 39 (11) : 3343-3354.

27. QIANG C, LUIS DE S, THEODORE L, et al. Semi-automatic geographic atrophy segmentation for SD-OCT images. Biomedical optics express, 2013, 4 (12) : 2729-2750.

28. BOGUNOVIC H, WALDSTEIN S M, SCHLEGL T, et al. Prediction of anti-VEGF treatment requirements in neovascular AMD using a machine learning approach. Invest Ophth Vis Sci, 2017, 58 (7) : 3240-3248.

29. DE FAUW J, LEDSAM J R, ROMERA-PAREDES B, et al. Clinically applicable deep learning for diagnosis and referral in retinal disease. Nature medicine, 2018, 24 (9) : 1342-1350.

30. TING D S W, LIU Y, BURLINA P, et al. AI for medical imaging goes deep. Nature medicine, 2018, 24 (5) : 539-540.

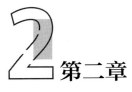

第二章
OCT 大数据的信息化管理及应用

第一节　眼科信息化系统对 OCT 数据的管理

一、OCT 数据

OCT 可以简捷、快速地为眼科医生提供高分辨率的类似于组织切片的视网膜断层图像，但是又不等同于组织病理切片，因此，需要对 OCT 影像进行深入分析与解读。例如，常用的视网膜厚度 OCT 分析报告中包含的数据信息有黄斑中心凹及黄斑内外圈平均厚度、黄斑中心凹及黄斑内外圈的体积等；视盘 OCT 分析报告中包含视神经纤维层厚度、视盘直径、视杯直径、视杯面积、视杯体积等。

作为辅助临床眼科医生对患者进行诊断和随访的手段，OCT 技术可以快速产生大量图像数据，不同厂家、不同规格的 OCT 所产出的成像格式不统一，如何获取 OCT 原始图像，并对图像数据进一步预处理、标准化，这些大量的图像数据仅靠人工识别判断耗时耗力，而且存在主观性，因此，对 OCT 数据的分析管理技术尤为重要。

OCT 的数据形式主要包括图像、报告和数值等。

（一）图像

OCT 按照不同的扫描模式会创建扫描激光检眼镜（scanning laser ophthalmoscopy，SLO）进行定位，采集若干个断层 B 扫描图像，对于 Cube 立体扫描模式可形成立体容积图像，经过相关的图像处理得出其他图像。以 Cirrus HD-OCT 5000 的 Cube 数据为例，它包含了 1 024×512×128 个点的灰度值。这只是一次扫描获得的结果，这样的扫描需要多角度不同模式的展示，如图 2-1-1 所示。

（二）报告

不同的设备会按照其扫描模式输出报告，报告含有图像的多种展示模式及相关分析结果。大部分设备可以根据自身的样本库数据进行比对，给出相关数值与正常范围人群的差异，为临床诊断提供参考依据，如图 2-1-2 所示。

（三）数值

OCT 中蕴含着大量数据，除以报告形式进行输出数值以外，还有更为原始的数据，如分

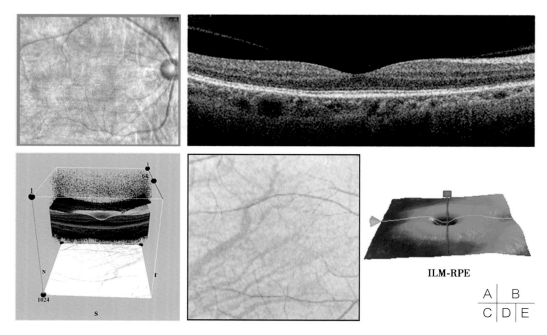

图 2-1-1　OCT 不同模式的图像

A. SLO 图像；B. B 扫描图像；C. 立体容积图像；D. 128 帧 Cube 投影图；E. 内界膜色素上皮层投影图

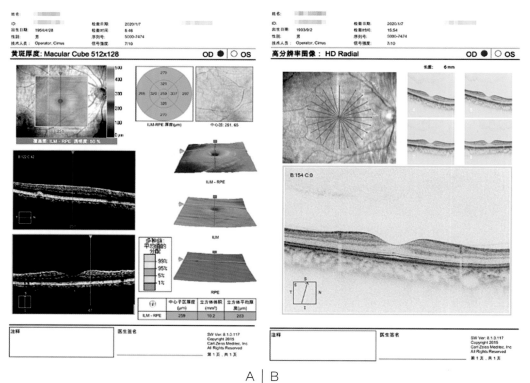

图 2-1-2　OCT 不同扫描模式的报告

A. 黄斑 Cube 模式扫描结果报告；B. 高清放射状扫描结果报告；

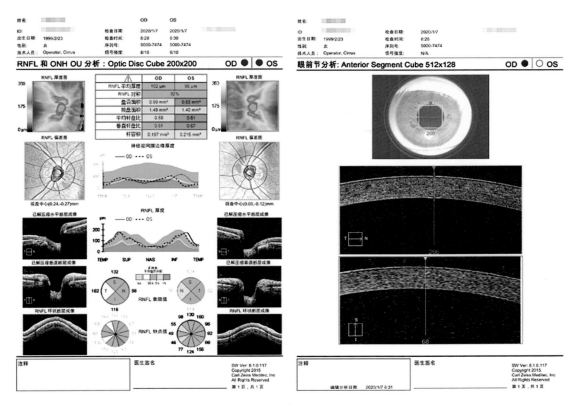

C │ D

图 2-1-2（续）

C. 双眼视盘 Cube 模式扫描结果报告；D. 前节 Cube 模式扫描结果报告

层数据、各种厚度数据，等等。例如，视网膜神经纤维层（retinal nerve fiber layer，RNFL）厚度在报告中仅以曲线方式展现，未能列出每个采样点的厚度数值，通过数据提取可以得到更为详细的数据，用于临床自定义观察或科学研究，如图 2-1-3 所示。

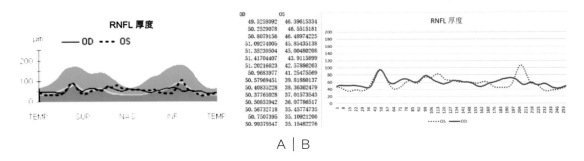

A │ B

图 2-1-3　报告形式和提取数据后的展现

A. 视网膜神经纤维层厚度在 OCT 报告中的展现；B. 数据提取后的展现

二、眼科信息化系统

眼科专业性较强,眼科专科医疗涉及多个环节。眼科信息化按照其所承担的业务工作可由眼科影像归档和通信系统(picture archiving and communication system,PACS),临床信息系统(clinical information system,CIS),眼科数据中心及各类应用组成。眼科 PACS 系统负责眼科设备的联网及检查数据的采集,OCT 的数据、图像和报告等均可通过 PACS 系统采集和存储;CIS 由医院信息系统(hospital information system,HIS),电子病历(electronic medical record,EMR),检验系统和手术系统等组成,负责完成临床诊疗业务;数据中心用于汇集各个系统产生的数据对外提供服务,在此之上进行临床、科研、教学的应用。

PACS 系统是近年来随着数字成像技术、计算机技术和网络技术的进步而迅速发展起来的应用在医院影像科室的系统。其主要任务就是把日常产生的各种医学影像通过各种接口以数字化的方式海量保存起来,当需要时,在一定的授权下能够很快地调回使用,同时,增加了一些辅助诊断和管理功能。眼科 PACS 系统是眼科学、影像医学、数字化图像技术、计算机技术及通信技术的结合,其将医学图像资料转化为计算机数字形式,通过高速计算设备及通信网络,完成对图像信息的采集、存储、管理、处理及传输等功能,使得图像资料得以有效管理和充分利用。传统的眼科检查设备仅是单机工作尚未联网,影像报告均采用纸质进行传递,一些报告的诊断意见尚停留在手写阶段,医生仅能查阅到纸质报告而无法进行检查结果的数字化浏览和历史比较,因此,需要专业的眼科 PACS 系统对报告、影像、数值等检查结果进行有效的管理。

CIS 负责开展门诊、住院、手术等业务,使用过程中提供患者人口信息、主诉、病史、诊断、用药/治疗医嘱、住院记录、手术记录等临床信息。

数据中心的主要作用在于从各个系统全面汇集包含文本、报告、影像、数值形式的眼科数据,以患者为中心归集,以时间轴、不同数据类型多维度建立信息关联,提供对患者全方位的数据浏览。在汇集数据的同时进行数据标准化,利用大数据检索引擎提供数据检索服务。OCT 检查拥有无创、安全、快捷等优点,且一次成像能获得大量有用数据,所以,在眼科数据中心中处于非常重要的地位。

三、PACS 系统对 OCT 数据的功能

眼科的大部分检查设备虽配备电脑和专用的工作站软件,但基本上都是单体计算机工作方式。例如,OCT 所产生的检查结果数据都保存在设备的工作站计算机上,一旦硬盘发生故障,所有检查数据都会丢失,造成无法挽回的损失。眼科 PACS 系统可以连接眼科检查设备采集患者检查数据,传输至服务器集中存储,后续提供数据共享浏览及管理。眼科 PACS 系统的主要功能包括:

1. 设备集群,图像采集和数据存储:从多种影像设备或数字化设备中采集图像;集中存储全部品牌眼科影像及数值型数据。

2. 影像传输与分送:在各诊室之间快速传输图像数据;远程传输图像及诊断报告等。

3. 辅助医疗功能:医学图像资料的浏览、处理、变换和管理等。

江苏省人民医院眼科门诊各个诊室电脑端均具有 PACS 系统浏览网站,上门诊时医生可以随时查阅某患者当日或之前的 OCT 检查报告等,且覆盖来自不同厂家的不同型号的 OCT 设备。

(一)采集

眼科影像学检查应用广泛,拥有大量的图像资料,提供了丰富的数据。对于 OCT 的影像,利用深度学习等方法通过对特定标注训练,可实现对病灶的检测,辅助医师更快地作出更精准的诊断。但这些研究实现的前提是需要大量的高质量医学影像,而手工收集难以形成大规模的数据,因此,利用眼科 PACS 信息化自动化采集才是解决的途径。

(二)存储与传输

眼科 PACS 系统的数据存储并不是简单的文本数据存储,它包含海量的影像资料,因此,眼科 PACS 对物理网络有一定要求:网络带宽越高,越能承载高精度、高质量的影像的传输。除了对网络带宽有较高的要求,眼科 PACS 对存取速度和存储结构也有较高要求。随着网络技术的发展和网络应用的普及,新的存储设备不断涌现,目前,主要有三种存储方式:直接附加存储(DAS)、网络附加存储(NAS)、存储区域网络(SAN)。存储容量越大、读写速度越快、安全性越高,则购买成本越大。因此,选择存储设备应在满足容量的前提下尽可能提高存储读写速度,且价格合适。

眼科 PACS 系统除了满足必要的硬件物理环境需求,还需要服务端提供相应的软件功能,标准的医学影像基于医学数字成像和通信(digital imaging and communication in medicine,DICOM)协议进行传输,因此,服务端需要提供 DICOM Storage SCP 服务,接收来自各个设备上发送的影像文件。DICOM 是医学图像和相关信息的国际标准(ISO 12052),其定义了质量能满足临床需要的可用于数据交换的医学图像格式。针对非 DICOM 标准的报告、影像,通过其他方式如 HTTP、FTP、SMB 等协议进行接收,并按照一定的规则建立目录存储文件。

(三)浏览

根据不同的要求,浏览的方式可以分很多种。如图 2-1-4 所示,以患者为中心显示当次和历史检查资料(报告、影像),提供两种模式方便临床医生查看患者历次检查结果:一种是按检查时间归集,观察某一日期的多个检查项目,方便医生评估近期单次检查的情况;另一种是按检查项目归集,观察某一个项目的多个日期的检查结果,便于对同一检查项目的历次检查结果进行比较。

影像浏览功能是临床医生与眼科 PACS 联系的主要使用功能。医学影像的显示和处理

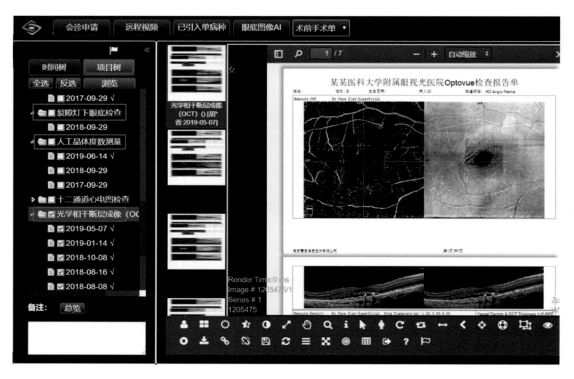

图 2-1-4　患者检查数据浏览
（图片由南京慧目信息技术有限公司提供）

需要专业的图像处理软件,这些软件具有对医学图像进行各种后处理和统计的分析功能。我们临床已投入使用的 PACS 系统有眼科影像管理分析系统 OPERA-PACS(高视)、Forum 系统(蔡司),以及眼科检查信息系统(南京慧目公司)——该系统采用 WEB 浏览框架,无须安装任何客户端插件,通过支持 HTML5 的浏览器即可迅速调阅患者所有 OCT 影像,如图 2-1-5 所示,且支持对影像进行常规的图像处理操作,如图 2-1-6 所示。动态回放、放大、旋转、测量等图像处理操作都可以实现。同时,系统支持通过移动端浏览患者所有影像及报告资料,便于医护人员在查房过程中随时随地浏览患者检查资料,如图 2-1-7 所示。

（四）管理

不同的平台所拥有的管理功能不尽相同,但目前的工作站已可以对数据状态、过程、质量、权限、供给进行全面管理。后台可以根据不同人员的权限制订对不同患者数据的访问权限;针对数据所经过的各个流程环节进行记录以方便追溯;提供疾病库的管理;对患者或者某个 OCT 图像设置标签化(图 2-1-8)。针对各种条件下对检查的查询、列表的显示及数据的导出都能做到个性化。

用户端选择需要查询的设备类型及品牌型号,在标签框或备注框输入关键词,如"黄斑疾病",点击查询后,以往被标签为"黄斑疾病"的病例将呈现在列表中,减少用户在查找某类眼科疾病案例的搜索时间,便于快速获取符合要求的病例。

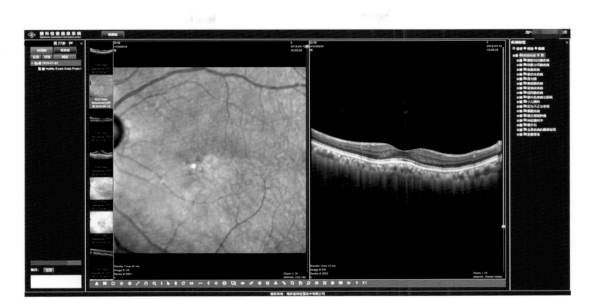

图 2-1-5　WEB 影像浏览

（图片由南京慧目信息技术有限公司提供）

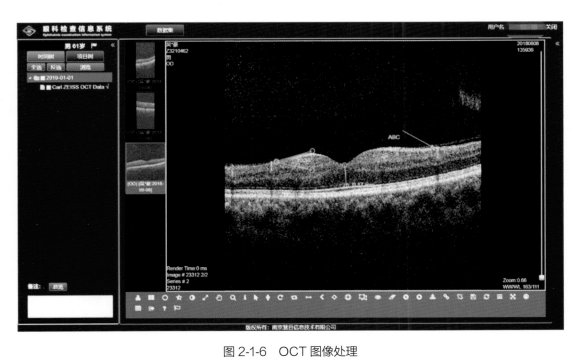

图 2-1-6　OCT 图像处理

（图片由南京慧目信息技术有限公司提供）

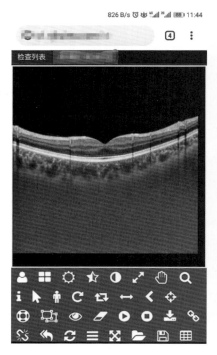

图 2-1-7 移动端 OCT 影像浏览
（图片由南京慧目信息技术有限公司提供）

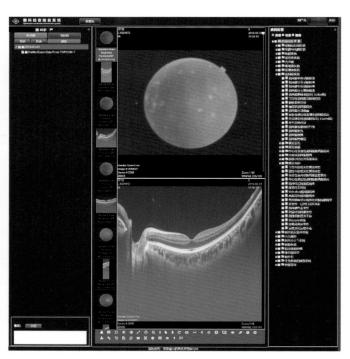

图 2-1-8 影像的标签与备注
（图片由南京慧目信息技术有限公司提供）

对于图像中蕴含的原始数据，可以通过系统提取出来。按照不同的时间点以曲线方式展现，用于临床个性化随访或科研，如图 2-1-9 所示。

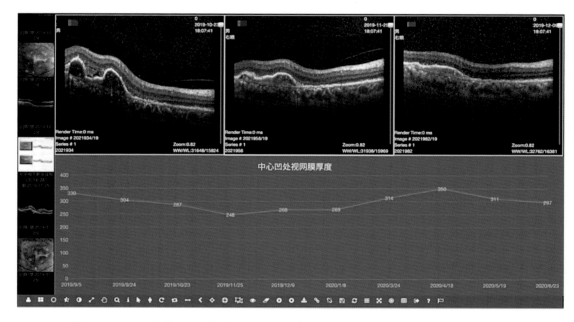

图 2-1-9 同一患者不同时间点 OCT 图像中黄斑中心凹处视网膜厚度值提取曲线图

第二节　眼科信息化系统基于 OCT 数据的应用

一、临床方面的应用

近年来,OCT 技术虽然得到迅猛的发展,新技术、新应用层出不穷,但在临床上主要还是应用于视网膜扫描、深层脉络膜成像、视神经纤维层分析等方面。眼科信息化系统对 OCT 大数据的应用主要体现在可以提供患者全生命周期的检查数据,包含 OCT 影像、报告,以及关键性指标数值等多模态数据的展现。

(一)慢病管理

数据平台可以以患者为中心,以视图的形式建立患者历次就诊记录的时间轴。在此界面对患者历次门诊就诊、手术记录等均按照时间先后顺序排列。医生可点击需要查看的某一次门诊日期,则患者该次的相关数据信息会呈现在一个界面,包括患者基本信息、从 HIS 系统抽取的患者相关病史信息、从 EMR 系统抽取的患者检查数据,以及诊断、医嘱信息。将分散在各个系统中的患者相关信息汇集在同一个界面,更有利于医生直观了解患者的病情进展情况。该界面还可以将患者历次检查数据以折线图的形式展现,辅助医生对患者的治疗情况进一步评估,如图 2-2-1 所示。

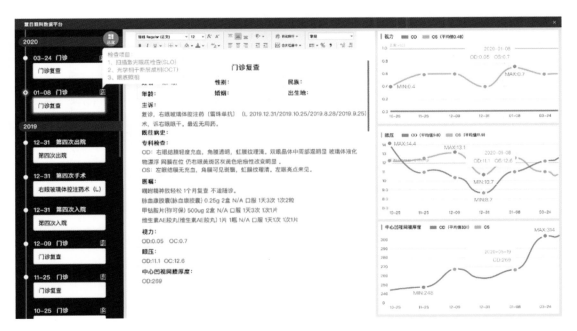

图 2-2-1　患者 360 视图
(图片由南京慧目信息技术有限公司提供)

图 2-2-2 展示的是患者历次 OCT 检查的图像,将患者不同时间段检查图像置于同一界面,有助于医生对患者的精确随访。

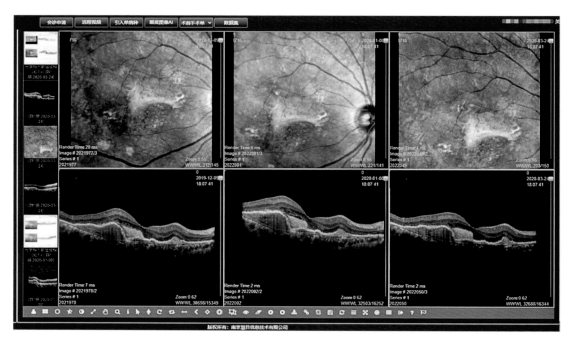

图 2-2-2 同一患者不同时间点 OCT 图像对比
(图片由南京慧目信息技术有限公司提供)

(二) AI 辅助诊疗

AI 指在计算机中模拟人类的智能行为,其涵盖了机器学习,以及更广泛应用的深度学习等多个方面。随着人工智能的兴起和不断发展,利用 AI 技术进行辅助诊疗将成为医学发展的一个方向。人由于疲劳因素的客观存在,不可能长时间保持精神高度集中的状态。AI 智能是机器,不需要休息,通过 AI 进行图像识别处理,初筛出一定的病灶进行提示,将辅助医生更快速、更准确地识别病灶,如图 2-2-3 所示。

除了给医生进行提示,AI 模型在大量数据训练之后,具备一定的辅助诊断功能。基层医院往往缺乏眼底疾病方面的专业医生,眼底疾病的诊疗能力较欠缺,AI 模型通过专家的不断优化和验证,将专家的诊断能力注入 AI 技术中,出具评估报告,如图 2-2-4 所示。这些技术可以帮助基层医生更好地确定诊疗方向,同时,提高基层医生自身的诊疗能力。

随着 AI 技术的不断发展更新,加之信息化提供大数据的保障,AI 技术将不断成熟起来,在不久的将来会在越来越多的场景中运用,提供及时性的医疗服务。

(三) 治疗后随访管理

为了进行有效的患者随访管理,对于患者的复查计划应制订周期性的可操作的安排。OCT 的检查结果可以反映患者的治疗效果及其是否有复发趋势,可在随访时利用数据中心

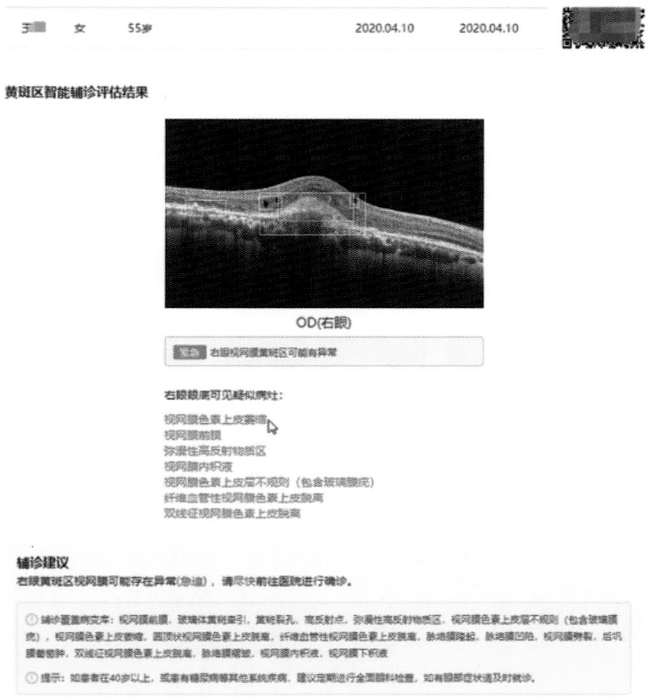

于■　女　55岁　　　　　　2020.04.10　　　2020.04.10

黄斑区智能辅诊评估结果

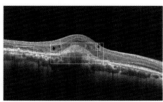

OD(右眼)

紧急　右眼视网膜黄斑区可能有异常

右眼眼底可见疑似病灶：

视网膜色素上皮萎缩
视网膜前膜
弥漫性高反射物质区
视网膜内积液
视网膜色素上皮层不规则（包含玻璃膜疣）
纤维血管性视网膜色素上皮脱离
双线征视网膜色素上皮脱离

辅诊建议
右眼黄斑区视网膜可能存在异常(急迫)，请尽快前往医院进行确诊。

① 辅诊覆盖病变库：视网膜前膜、玻璃体黄斑牵引、黄斑裂孔、高反射灶、弥漫性高反射物质区、视网膜色素上皮不规则（包含玻璃膜疣）、视网膜色素上皮囊肿、圆顶状视网膜色素上皮脱离、纤维血管性视网膜色素上皮脱离、脉络膜隆起、脉络膜凹陷、视网膜劈裂样、视网膜囊样水肿、双线征视网膜色素上皮脱离、脉络膜皱褶、视网膜内积液、视网膜下积液

② 提示：如患者在40岁以上，或患有糖尿病等其他系统疾病，建议定期进行全面眼科检查，如有眼部症状请及时就诊。

图 2-2-3　辅诊评估提示

(图片由南京慧目信息技术有限公司提供)

智能辅助诊断报告

姓名：　　　　　年龄：40　　性别：男　　病历号：

检查类型：光学相干断层成相（OCT）（黄斑）　　　报告日期：2020-12-18

	OD(右眼)	OS(左眼)
检查图像		
智能辅助		
疑似病灶	视网膜前膜 局灶性高反射点 视网膜内积液 玻璃膜疣 视网膜色素上皮萎缩	视网膜前膜 玻璃膜疣 视网膜色素上皮萎缩 脉络膜新生血管

风险列表

病种列表	OD(右眼)	OS(左眼)

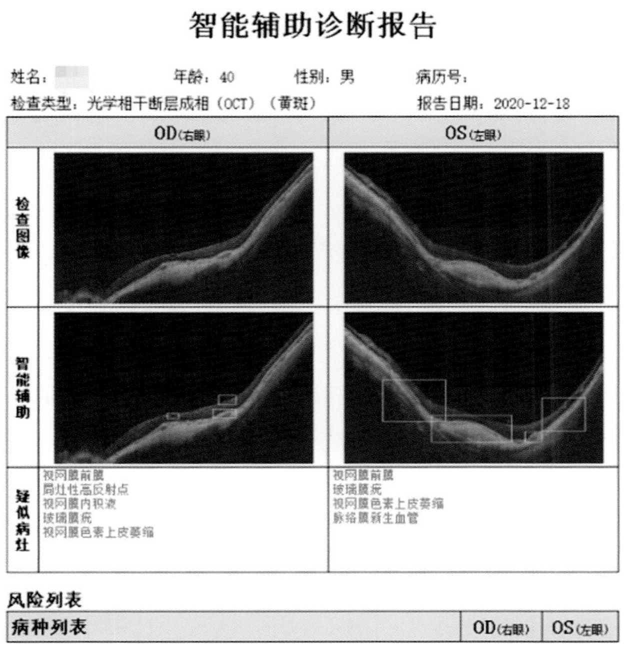

图 2-2-4　辅助诊断报告

(图片由南京慧目信息技术有限公司提供)

了解患者的历次数据,随后制订下次复查时间,对每个患者做到有的放矢。

例如,患者诊断为视网膜和视网膜色素上皮联合错构瘤并发脉络膜新生血管(CNV),在进行了一次抗 VEGF 治疗后 CNV 不断萎缩。我们使用眼科 PACS 系统进行治疗前后不同时间段的 OCT 图像对比,对 CNV 区域进行标记,根据患者每次的检查结果制订下一次复诊时间,如图 2-2-5 所示。

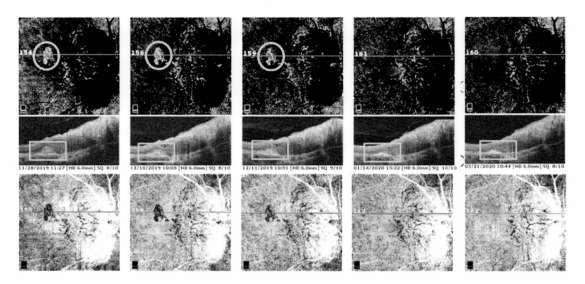

图 2-2-5　患者治疗前后不同时间段 OCT 图像

二、科研方面的应用

(一)数据检索与展现

利用数据搜索引擎对数据进行检索获取感兴趣的病例,实现病例的回顾性研究。数据平台支持在现有的科研数据库中按照患者信息、指标数据、就诊信息等进行按照多条逻辑关系快速海量数据搜索。搜索出的结果以摘要列表的形式提供概要信息,其中概要信息包含患者信息、诊断疾病、就诊情况、检查情况等,以方便研究者快速了解样本的情况并进行评判,针对关注的样本,支持查看详细信息、收藏和导出操作。详细信息界面可展示该样本的详细信息,以方便进一步评判。支持将关注的病例引入样本库的待入库中,进行进一步管理,如随访管理等。同时,可以对搜索结果进行统计,包括患者主诉、处置情况、药品使用占比及关键指标等。

(二)统计分析

对课题需要的关键指标进行定制化的分析,包含曲线变化、饼图、多因素时间轴同步曲线展示、相关提供算法共识的数据加工、指标平均值、最大值、最小值等指标分析。支持对选中的过滤产生的数据直接进行配置,应用统计学方法如 t 检验,卡方检验、F 分布等进行统计学 P 值计算。

（三）实例陈述

在临床上,对于视网膜静脉阻塞(RVO)伴黄斑水肿(ME)的患者,玻璃体腔注射抗新生血管药物(VEGF)是一线治疗方案。但是具体的治疗方案确实不是统一的,每月1次的治疗耗时、耗钱,患者无法承担;按需治疗则需要每月1次的随访,而且有治疗不足的风险。于是,我们根据 RVO 患者治疗前后的 OCT 影像数据,建立了治疗预测模型,模型输入包括视网膜内界膜-视网膜色素上皮层(ILM-RPE)(μm)、立方体体积(mm³)、立方体平均厚度(μm)及总和厚度,模型输出为下一次随访时间(以天为单位)。

回顾性分析以往在江苏省人民医院眼科行抗 VEGF 治疗的 RVO 患者的 OCT 拍摄时间和注射时间,其间隔天数的获取过程如下:每一个患者包含多个打针日期及 OCT 拍摄日期,数据筛选基于如下两条假设:①如果患者打针与 OCT 拍摄时间为同一天,假设顺序为先拍摄后注射;②对于每一个患者的多次打针时间,视其为独立的。例如,患者前后打过 2 次针,OCT 拍摄过 3 次,那么第一次拍摄时间距离打针的时间间隔为 0,第二次拍摄的时间间隔为与第一次打针日期之间的时间差,第三次拍摄的时间间隔为与第二次打针日期的时间差。

基于现有数据,将 ILM-RPE(μm)、立方体体积(mm³)、立方体平均厚度(μm)、总和厚度四个值作为每一个患者的特征值,引入 OCT 时间和注射时间的间隔天数,并以此作为预测值,构建一个简单的线性模型如下:

$$y=b_0+b_1x_1+b_2x_2+b_3x_3+b_4x_4$$

并基于该多元线性模型进行训练,获得系数 b。最终模型如下:

$$y=148.111\ 4-0.017\ 3x_1-11.632\ 3x_2+0.451\ 9x_3-0.027\ 4x_4$$

基于上述预测模型,对于一个患者,在当前就诊拍摄 OCT 获得相关数据输入模型后,医生可根据模型指导,预测其下一次随访时间,同时,由医生决定是否进行注射。

三、教学方面的应用

眼科影像学涵盖的基础知识范围广,知识点涉及多门学科,内容抽象复杂;同时,眼科影像学检查手段多样,包括 A/B 型超声检查、UBM 检查、相干光断层成像、眼底彩色照相、眼底荧光素血管造影(FFA),等等,分别有其相对应的适应证,教师的授课难度较大,传统的教学模式也不便于学生的理解和实际运用。

根据医学生及临床住院医师规范化培训的培养目标和方案,按照医学生及临床住院医师所需眼科影像学的知识结构要求,国内外诸多眼科影像学教育工作者制作了多媒体教学课件,但学生对知识的接收还是局限于课堂上的书本知识,很容易产生混淆或倦怠情绪,并且缺乏实际的临床应用,授课无法很好地与临床实际诊断结合起来。为了进一步提高学习兴趣,加强理论与实践的结合,教育工作者将现代影像技术和计算机手段相结合,研制设计了以临床病例为基础的眼科影像学数字化与网络化数据库和课程。以眼科影音网库为基础构建 PACS 为例,PACS 子系统网络教学在充分开发利用教学资源的同时利于教学质量的提高。这些课程具有良好的开放性和资源共享性,是新时期教学模式改革的积极探索,但是此类教学模式即使引入了实际案例,也只是倾向于带教老师到学生的单向知识传输,学生仍然缺乏对实践的认知与训练。而学生只重书本知识不重实践、只重记忆不重能力、只重结果不重过程。因此,因受课程设定的制约,教师授课和学生学习的自主性均受到制约,授课缺乏针对性、灵活性和智能性。一方面,教师不了解学生的具体情况,只能提出通常需要注意的问题;另一方面,学生在遇到问题时不能及时和教师沟通交流,师生间互动较少。

于是,我们的团队开发了基于网络平台的眼科影像标记教学系统。教学效果反馈问卷调查的结果显示,学生对该教学方法的满意度高,学生认为运用影像识别系统的新型带教模式在激发学习兴趣、提高学习主动性、提高学习效率、提高自学能力及提高临床思维能力方面具有明显优势。在临床见习教学中使用眼科影像标记系统,取得了较为显著的教学效果。但在实际应用的过程中我们也发现了问题,如系统里的图片均需要专家先判定标记作为标准答案,而临床专家并没有足够的时间来标记图像,这导致库里收集的图像资料虽然很多,但是能给学生用来训练的数量却受到限制。通过后台对学生的学习数据进行学情分析时,大量数据为教师带来了巨大的工作量,在为学生提供个性化学习资源的过程中遇到了困难。而 AI 可通过学习管理软件,根据学生的个人进度,为每个学生绘制适合自己的学习路径,提供精准的个性化学习,从而帮助医学生提高综合分析能力和临床辅助检查结果判读能力,还可拓宽学生的学习空间和时间,起到临床教师无法胜任的全面性、客观性、实时性、准确性指导学习的作用。教、学、练、测、评等教育环节的大量信息数据复杂,且存储在不同的环节的分层之中,处理难度较大。利用 AI 挖掘数据价值,提高医学教育的质量和效率,才是医学教育智能化的核心目标。教学平台提供一系列 OCT 相关资料库,如教材、病例、OCT 影像解析、OCT 报告阅读等,同时提供大量题库包含填空、选择、判断、阅读影像等题型,帮助学生巩固所学知识,学生也可通过笔记本或者手机端登录系统参与 OCT 知识在线考试,对所学知识自检自测,争取快速掌握 OCT 阅片技巧,帮助他们在以后的实际工作中能够根据 OCT 影像快速作出正确的临床诊断。

眼科影像标记系统是基于人工智能的眼科图像收集标记系统,结合眼科学的教学知识点,以不同案例配套的针对性或辅助性的影像学检查为教学内容,并使用工程技术分发给多位有经验的专业医生进行标记,标记后的结论作为机器学习的元素,设计开发的一套基于人工智能的可供学生模拟诊断的眼科影像标记交互式教学系统。在上述要求下,采用软件工程的理念进行构建,总体构架采用服务器/客户机模式,服务器上主要用于存放资源与数据库,进行数据管理,客户机通过网络及其通信协议与服务器发生数据交互。系统主要结构如图 2-2-6 所示。

(一)资料库

学生可通过输入教材名称、病种等进行查看学习。根据病种查询教材;通过输入病种名

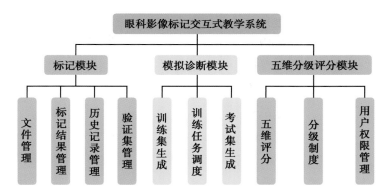

图 2-2-6　OCT 影像标记教学系统主要架构图

称查看病例,查询分类;新增资料库图片并进行相关管理。教师将教学所需的原始图像从设备上收集并解析转换为标准格式,进行脱敏导出到存储介质上,用于之后给学生练习、考试等;教学所需图像的 AI 自动标签,对教学所需图像进行各种异常、正常、疾病的标签化标注,采用 AI 的方式对后续图像进行自动标签。

（二）题库

学生通过选择病例或者检查项目进行日常练习,如图 2-2-7 所示。学习模块包括:题目分析,分析出答题的正确率和错误率;练习,对题库分组中的题目进行专项练习;历史题目查看,查询历史练习的题目;质疑查看,学生质疑题目,教师进行题目的解答等。在学生读图过程中,系统可以对学生的读图情况进行监控,针对性地对每一个同学的掌握情况进行评价。例如,AI 能发现某同学对视网膜内积液类型的图像很熟练,但是对脉络膜新生血管却不是很熟悉,那么 AI 就可以针对性地向该学生推送脉络膜新生血管的图片。在能力评价方面,

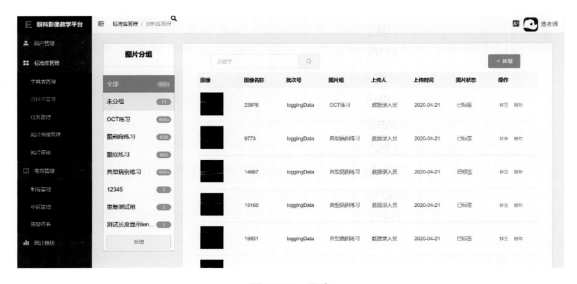

图 2-2-7　题库

AI 将可以根据学生在标记阶段的表现,自动生成教学评语。将系统的结论告知学生,引导学生有针对性地学习。例如,"您对视网膜内积液的图像很了解,但是判读脉络膜新生血管的能力仍需加强""您的读图速度很快,但是准确率一般,希望再接再厉"。学生可以查看自己练习时标记的所有标签的正确次数、错误次数及正确率,方便了解自己对各个知识点的掌握程度。

(三)考试

学生可通过 PC 端或移动端登录考试系统在线答题,系统显示不同病种、不同类型的试卷,学生选择相应试卷在规定的时间内完成考试(图 2-2-8)。已经完成的题目可以修改答案,考试时间截止自动交卷,也可以主动交卷。完成交卷后可以查看考试成绩,对有异议的题目可提出质疑,对试卷结果有异议可以提出申诉。

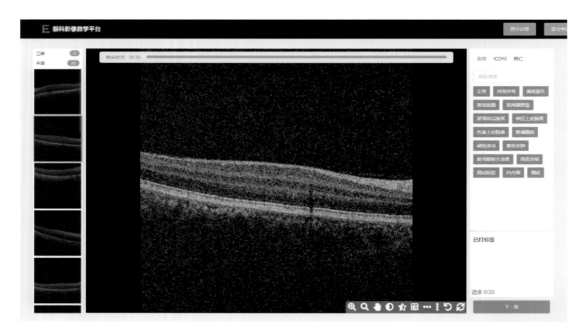

图 2-2-8　学生考试界面

学生查看原始答案后对题目有质疑,可添加学生答案,可查看所有自己质疑过的练习题目,可以通过留言框与老师及同样对题目发出质疑的同学进行交流探讨。

在教师评价流程中,AI 更多的是充当教学辅助的角色,除基本的学生平均能力的展示之外,AI 还具备学生分级的能力。AI 根据学生的读图情况,识别出拔尖的学生名单给教师;同时生成能力较差、有可能不及格的学生名单给教师,教师可以有针对性地重点关注和帮助这些学生。

(范　雯)

参考文献

1. 国务院. 国务院关于印发新一代人工智能发展规划的通知.（2017-07-08）［2022-01-01］. http：//www.gov.cn/zhengce/content/2017-07/20/content_5211996.htm.
2. MASTERS K. Artificial intelligence in medical education. Medical teacher,2019：1-5.
3. WARTMAN S A,COMBS C D. Medical education must move from the information age to the age of artificial intelligence. Acad Med：Journal of the Association of American Medical Colleges,2018,93（8）：1107-1109.

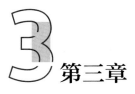

3 第三章
人工智能分析 OCT 图像在年龄
相关性黄斑变性诊疗中的应用

第一节　年龄相关性黄斑变性概述

年龄相关性黄斑变性（age-related macular degeneration，AMD），又称为增龄性黄斑变性，是 60 岁以上人群中引起不可逆盲的首位疾病。AMD 全球估计患病率为 8.7%，2020 年时估计有 1.9 亿患者，而到 2040 年时预测将有 2.8 亿 AMD 患者。AMD 的发病没有性别差异，发病率随着年龄增加而增加。随着我国步入老龄化社会，高发病率及高致盲性，使得 AMD 已经成为一个重大的公共卫生问题。

AMD 的确切发病机制还不清楚，高龄是最大的危险因素，吸烟、控制不良的高血压、高体重指数（BMI）>25 都与其罹患相关。近年来，随着全基因组关联分析（genome-wide association study，GWAS）的深入研究，基因多态性与 AMD 发病的相关性得到了越来越多的认识，这些基因包括 CFH、ARMS2 和 HTRA1 等。总体看，AMD 是一种多因素相关疾病，多个基因增加了个体的易感性，是基因和环境交互作用的结果。

AMD 患者在早期通常没有症状，只有在眼科详细体检时才能发现。进展到中晚期时才开始出现症状，表现为视物变形、中心视野有遮挡感、视力显著下降、阅读和驾驶有困难。AMD 在临床上分为干性和湿性两种类型。干性 AMD 以玻璃疣和地图样萎缩（geographic atrophy，GA）为典型体征，没有脉络膜新生血管（choroidal neovascularization，CNV）；而湿性 AMD 以脉络膜新生血管膜、黄斑水肿、视网膜下出血为典型体征。GA 和 CNV 引起的继发性光感受器退行性病变是致盲的主要原因。

OCT 和荧光素血管造影是当前主要的辅助检查手段，OCT 和 OCTA 已经取代荧光素血管造影成为 AMD 诊断的首选检查。FFA 和 ICGA 依然是 AMD 诊断的利器，特别是在鉴别诊断，如区分息肉状脉络膜血管病变（polypoidal choroidal vasculopathy，PCV）时尤其重要。

AMD 的治疗演变经历了一个漫长的过程。早期的膳食营养素补充包括维生素 C、维生素 E、锌、胡萝卜素及叶黄素等，其疗效非常有限。随后在 20 世纪末 21 世纪初涌现了大量新疗法，包括放射治疗，经瞳孔温热疗法（trans-pupil thermotherapy，TTT）和光动力疗法（photodynamic therapy，PDT），还有黄斑转位、自体色素上皮移植（补充文献）等手术疗法。这些疗法取得的效果有限，最终，随着抗血管内皮生长因子（vascular endothelial growth factor，VEGF）抗体类药物上市后慢慢都退出了舞台，目前抗 VEGF 类药物已经成为湿性 AMD 的一线治疗。

虽然 OCT 为 AMD 的诊断提供了有力的武器，但由于 AMD 的 OCT 影像复杂多变，影像标志物众多，一些标志物难以定量，非常依赖医生的经验，有时即使是资深眼底病医师依然会判断失误。同时，AMD 患者的某些 OCT 影像标志物与患者视力密切相关，但是哪些因素相关？关联性有多大？关于这些问题即使是经验丰富的医生也不能给出准确的答案。此外，AMD 治疗上有多种药物可以选择，治疗方案也多种多样，从早期的每个月 1 针到 3+PRN（连续 3 次每月注射后改用按需治疗），还有 T&E（治疗并延长方案）等，让眼科医生们眼花缭乱，再加上经济因素、患者个体情况，导致抗 VEGF 治疗都带有很强的主治医师的个人偏好，缺乏标准化和患者的个性化。AI 技术近年来应运而生，为这些问题提供了解决方案。

第二节 年龄相关性黄斑变性 OCT 图像标志物

OCT 检查对 AMD 的诊断及随访极为重要，它可以提供包括玻璃疣、黄斑区萎缩、高反射亮斑、视网膜水肿等多种特征性的影像标志物。作为眼科医生，我们希望能借助 AI 来更高效地区分这些影像标志物，同时，也希望能发现一些尚未知晓的疾病特征。

一、玻璃疣

玻璃疣（drusen）在 OCT 上表现为局部隆起的 RPE，下方可伴有高反射信号，下界为 Bruch 膜。人工智能要能准确地识别玻璃疣，关键在于对 RPE 的识别。那么该如何准确地识别 RPE 呢？其实人工智能的识别思路与人类是类似的。首先，视网膜色素上皮层（retinal pigment epithelium，RPE）在 OCT 上表现为白色，即高信号，OCT 中最为明显的高信号有两层，第一层为最上面的视网膜神经纤维层（retinal nerve fiber layer，RNFL），其次就是 RPE。如此一来，RPE 的大概区域就确定了。此时我们能识别的仅仅是玻璃疣的上界，它的下界该如何确定呢？由于 Bruch 膜在 OCT 中特征不明显，于是，可以根据 OCT 视网膜整体的弯曲形态尝试描绘出正常 RPE 应有的轮廓（即没有玻璃疣时），那么 RPE 实际的轮廓与其估计的轮廓之间的区域，即为玻璃疣的区域（图 3-2-1）。

但这种玻璃疣的识别也存在一些问题。首先，当 OCT 中存在多个特征性病灶时，无法正确识别 RNFL 及 RPE，比如黄斑前膜或者脉络膜新生血管等。其次，在 OCT 的外层，外界膜、椭圆体带及 RPE 均可表现为高反射条带，RPE 识别并不准确。再次，这种方法需要估算出正常 RPE 的轮廓，难免会存在误差。

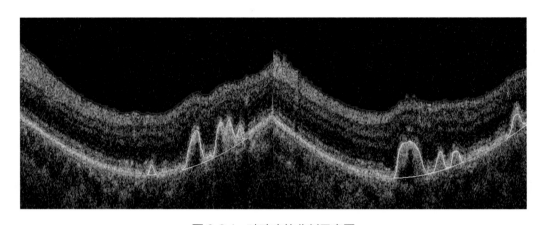

图 3-2-1　玻璃疣的分割示意图

蓝色线为 RNFL 的轮廓。红色线分别描绘了实际与估计的正常状态的 RPE 轮廓,黄色区域即为标记的玻璃疣

　　为了进一步提高精度,我们的团队创新性地在此基础上引入 OCT 的 enface 投影图像及眼底照相,使得玻璃疣的分割更为准确。此方法在与眼科专家标记的玻璃疣图像评价对比中取得了较好的一致性。

　　借助于这一方法,我们可以定量分析玻璃疣的参数指标,包括厚度、数量、体积、形态等(图 3-2-2)。这些参数有助于将来研究早期玻璃疣的变化,使我们能更好地理解 AMD 的病情发展。当然,局限性仍然存在,首先是玻璃疣的分割尚没有“金标准”,不同的眼科临床医生手动标记会存在误差,其次是较小的玻璃疣难以识别,此外,准确估计 RPE 轮廓在复杂图像中仍较为困难。

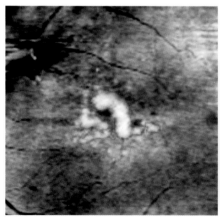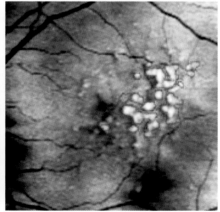

A ｜ B

图 3-2-2　玻璃疣投影分割图

A. 从眼底照相中获取的玻璃疣投影图;B. OCT 的 enface 模式中识别出的玻璃疣投影图

　　虽然玻璃疣是 AMD 早期病变的特征性表现,现有的人工智能已经能在 OCT 上较为准确地识别玻璃疣,但这与临床需求还存在差距。其原因是多方面的:首先,由于玻璃疣的发现依赖于早期筛查,而 OCT 作为一种并不普及且价格较为昂贵的检查手段并不适用,可能眼底照相的意义更为实际;其次,玻璃疣大多对视力影响不大且没有特效的治疗手段。所以单纯的病灶识别与分割并不是以后主要的研究方向。

　　对于临床工作而言,我们更希望了解玻璃疣的动态变化,即玻璃疣在 AMD 疾病进展中的意义。现在已有越来越多的研究将 AI 运用于纵向研究,在能准确分割玻璃疣的基础上,定量分析玻璃疣的客观指标,包括形态信息(最高高度、平均厚度、面积、体积等),衰减信息和高反射亮斑等,并与疾病本身的变化相关联。在此基础上甚至构建了预测模型来模拟未来疾病的变化情况,这为临床诊断及干预提供了新的思路。

二、地图样萎缩

　　地图样萎缩(GA)是非渗出性 AMD 的晚期特征性表现,可导致中心视力的不可逆下降。眼底照相上表现为视网膜全层的萎缩,可透见脉络膜血管,边界清晰。OCT 上表现为光感受器细胞、RPE 及脉络膜毛细血管层的逐步萎缩。对 GA 进行分割及定量化计算有利于进一步加强对疾病的认识。

　　GA 在 OCT 常表现为视网膜层厚度的变薄,且由于 RPE 萎缩导致透光性增强,其下方出现高亮带。基于 OCT 中的高亮带这一特征,AI 就可以在 B 扫描中分割出 GA 区域。将单次扫描的所有 B 扫描合成便可得出 GA 的投影图,再利用几何活动轮廓模型等多种机器学习方法自动分割出 GA 的范围。与传统的自发荧光相比,精度更高(图 3-2-3)。

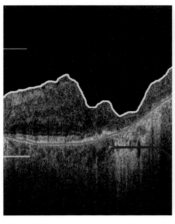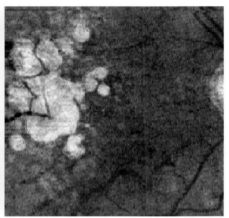

A ｜ B

图 3-2-3　地图样萎缩的分割示意图

A. 在 B 扫描上确定萎缩区域的范围,即蓝线所示;B. 利用 B 扫描得到的投影图,红色区域内即为 GA 的病变范围

　　这一方法的基础还是需要能准确识别 OCT 上的 RPE，所以当 B 扫描的 RPE 识别错误时会出现误差。此外，如果能从三维图像的方法去理解 OCT 图像，考虑相邻 B 扫描之间的渐变关系，所得到的结果会更为准确。

　　以上的 GA 分割还依赖于 OCT 的分层，遇到较为复杂的病灶改变时分割错误会导致最后的结果差异较大。为此，我们的团队利用最新的深度学习方法，在不对 OCT 的 B 扫描进行分层的情况下直接在投影图上分割出 GA（图 3-2-4）。其原因在于我们在构建 GA 的投影图时没有从其 B 扫描入手，因为利用 B 扫描就必须对视网膜结构进行分层处理，而我们从 A 扫描的特征出发来构建了 GA 的投影图，这对于真实临床研究更为实用。此外，我们的方法所运用的图像数据更少且在不同数据集中都显示出来较好的准确性。

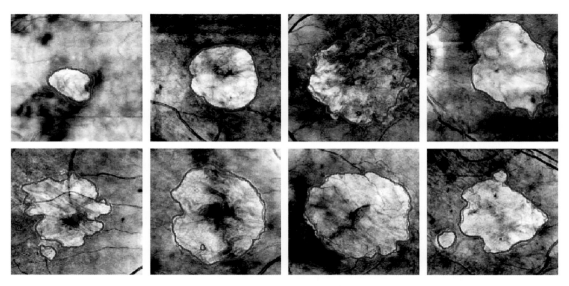

图 3-2-4　8 个 GA 分割实例

红色线标记的是分割 "金标准"，而蓝色线为 AI 标记的结果

　　此外，我们还尝试采用多维度的深度卷积网络，不仅分割了 GA 的范围，还能对 GA 的进展进行预测（图 3-2-5）。

　　以上的研究实例告诉我们人工智能能干什么，但基于人工智能的临床研究还只处于起步阶段。已经有研究在利用 AI 对 GA 视网膜各层进行精确分层的基础上，发现 RPE 萎缩区域以外的光感受器的退行性变化与 GA 的进展息息相关。光感受器的厚度变化可以作为治疗后预后的潜在监测指标。

三、高反射亮斑

　　高反射亮斑（hyperreflective foci，HRF）在湿性 AMD 的 OCT 图像中是一种较为常见的病变，多出现在 OCT 的外核层，表现为局灶性的高反射信号，多为圆形或椭圆形。它被认为

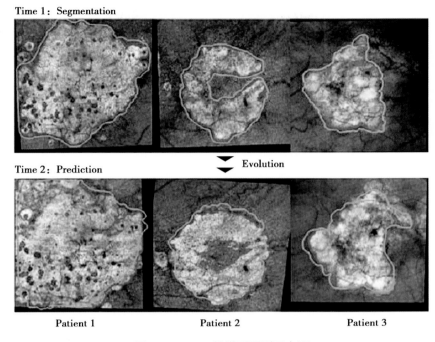

图 3-2-5　GA 的进展预测示意图

上方三张图为基线 GA 区域,下方为 GA 变化后的区域。红线为"金标准",绿线为人工智能预测所得

在玻璃疣的上层 RPE 细胞出现凋亡或迁移,从而进入神经上皮层,并且随之出现玻璃疣的瓦解,在眼底照相上可以出现对应的色素异常。高反射亮斑在抗 VEGF 治疗中反应良好,并且在疾病复发中较早出现,甚至早于视网膜水肿(图 3-2-6)。

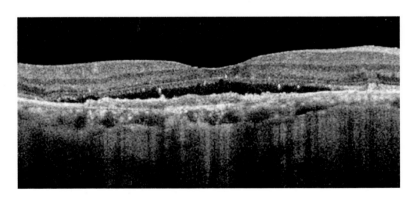

图 3-2-6　高反射亮斑

图中红色圆圈标记

鉴于高反射亮斑与湿性 AMD 的进展及与脉络膜新生血管的活动性息息相关。如果能对其进行准确分割,那将为 AMD 的研究提供不少便利。AI 在这方面有着天然的优势,并取得了很高的准确率。

高反射亮斑不仅在湿性 AMD 的诊断中有着重要意义,在 GA 的病情进展中也有重要的相关性。利用 AI 准确分割得到的高反射亮斑投影图与 GA 病变区域进行长期随访,发现了一些有意思的结论:首先,逐渐增加的高反射亮斑多集中于 GA 病变的交界区域;其次,在局部 GA 进展区域,高反射亮斑会更为集中且数量更多;最后,局部 GA 的进展速度与高反射亮斑的数量成正相关。这一发现也与高反射亮斑本身的发生相关。鉴于高反射亮斑多为 RPE 细胞凋亡或迁移的产物,这与地图样萎缩本身就伴随 RPE 的损害的结果相一致。

当然,为了进一步验证这些结论,还需要更多样本、更长时间的随访支持。我们希望有更多借助于 AI 将影像标记物与疾病本身进展相结合的研究,而不是仅仅进行简单地识别和分割。

四、视网膜水肿

视网膜水肿是湿性 AMD 中比较常见的病变,包括视网膜下积液(subretinal fluid,SRF),视网膜内积液(intraretinal fluid,IRF),色素上皮脱离(pigment epithelial detachment,PED),视网膜下高反射物质(subretinal hyperreflective material,SHRM)(图 3-2-7)。水肿的存在不仅与 AMD 的活动性息息相关,同时,在抗 VEGF 治疗中,水肿的消退往往是提示治疗有效的可靠指标。

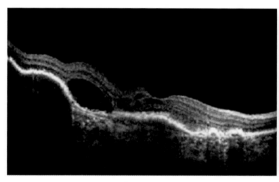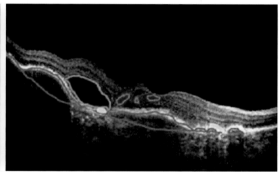

A │ B

图 3-2-7　不同的视网膜水肿分割图

A. OCT 的 B 扫描图像;B. 人工智能识别不同水肿后的示意图,红色为 IRF,黄色为 SHRM,蓝色为 PED,绿色为 SRF

最初,我们训练 AI 能来发现视网膜水肿,从而判断 AMD 的活动性。数据结果提示,经过训练的 AI 的判断准确率可以达到眼科专家的水准。随后,我们尝试自动标记不同种类的水肿,在一张 B 扫描图中同时标记 SRF、IRF、PED 和 SHRM,AI 的表现准确而高效。

在能准确标记不同水肿的基础上,利用 AI 还可以对水肿的客观参数进行定量分析,保留体积、厚度等。最近的研究观察了抗 VEGF 治疗后 AMD 中 SRF、IRF、PED 和 SHRM 的变化情况,从中发现经抗 VEGF 治疗后,AMD 患者视力的提高与基线时 SHRM 及 SRF 和

SHRM 的减少存在相关性。

现有的视网膜水肿标记还存在一些不足。首先,研究中多选用过中心凹的一张或数张 OCT 图片作为典型代表,而 OCT 图像中水肿是个三维图像,分析三维的客观参数信息更为合适。其次,需要扩大样本量并且引入前瞻性的研究方式,结果将更为可信。

五、外层视网膜的低反射条带

相比于以上大家所熟知的病灶识别,AI 还能发现我们目前认知以外的 OCT 标记特征。特别是在 AMD 早期病变中,轻微的 OCT 改变常不容易被发现。比如延迟视杆细胞暗适应测试是早期 AMD 患者的功能学生物标志物,但是其对应的形态学变化一直未被发现。借助于 AI 可以发现在延迟视杆细胞暗适应测试异常的早期 AMD 患者的 OCT 中,外层视网膜中会出现微小的低反射条带(图 3-2-8)。

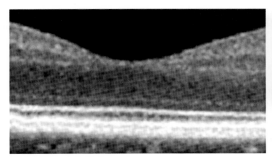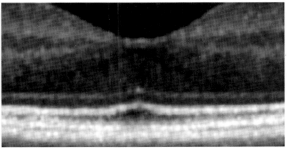

A ｜ B

图 3-2-8 外层视网膜中的低反射条带

A. 正常人 OCT 局部图;B. 早期 AMD 患者的 OCT 图像,可以发现 B 的嵌合体带较正常不明显,表现为一低反射条带

这一研究发现的意义在于,将已知的功能学改变定位到解剖学特征中,并且这一解剖学特征是尚未被眼科医生所认识到的。可以说 AI 对图像解析的能力已经超过眼科医生,它能帮助我们去分析发现一些细微的被我们忽略的影像学标志物。当然,这些细微的标志物会受到样本局限、图像精度、OCT 扫描范围等客观因素的影响,其确定性还需要更多的样本量及观察研究来证实。但其对于未来人工智能的应用发展不失为一种可以考虑的方向。

第三节 人工智能分析 OCT 图像辅助
年龄相关性黄斑变性诊断

眼科疾病的 AI 辅助诊断最早选择眼底彩照作为影像来源。其原因在于彩色眼底照相设备价格低廉,运用广泛,有大量的临床数据作为样本库。2017 年,研究者于 JAMA 首先报道了基于彩色眼底照相的糖尿病性视网膜病变深度学习诊断系统。2018 年,美国食品药品管理局批准了首个应用于糖尿病性视网膜病变的一线医疗的自主式 AI 诊断设备。相同的方法也被用于 AMD 的辅助诊断。这一系统对某种疾病的诊断是基于卷积神经网络对眼底彩照的二分类判读，即 AI 系统判断这张照片是或不是某种眼底疾病如 AMD。

但眼底照相也有它的不足之处：首先，图像清晰度欠缺，精细度不够；其次，眼底照相只能反映视网膜二维信息，对视网膜各层次间的信息获取有限。而 AMD 的眼底影像改变较为复杂，需要更多视网膜深层的信息，显然眼底照相已不能满足我们的需求。

AMD 的诊断"金标准"目前还是眼底荧光素血管造影，OCT 血流成像（OCTA）在一定程度上也能替代荧光素血管造影。但这两项检查也有各自的不足之处：前者因为是有创检查，不少患者有禁忌证而无法使用，同时检查较为烦琐，耗时长，不利于随访；后者因为检查设备昂贵，目前还不能广泛使用。所以，目前对于 AMD 的诊断与随访，最为广泛的还是 OCT。

然而，随着 OCT 的普及，以及患者自身健康意识的增强，我们面对的是 OCT 数据的暴增及专业眼底病医生的匮乏。为了减轻眼科医生的负担，提高 AMD 的诊断准确率，引入人工智能辅助诊断的需求迫切。随着深度学习算法的不断进步，AI 已能很好地判别 OCT 图像。与之前对局部病灶的判别不同，基于 OCT 的 AMD 的诊断并不拘泥于某一种特征性改变，而是从整体上进行判断，给出诊断，这也与临床的需求更为接近。

现有的辅助诊断应用可大致分为以下四类：

1. 较为早期的 AI 辅助诊断被用于区分湿性 AMD 与正常健康人群的图像。其模型的训练数据集中只有湿性 AMD 及正常的 OCT 图像。

由于数据集仅包含两类图像，其优缺点也是明显的。优点在于因为是简单的二分类算法，所以在判断 AMD 时结果准确率确实很高。但缺点也同样显著。首先是这种辅助诊断模式与临床实际脱节。临床实际中遇到的病种多种多样，简单区分 AMD 与健康人群缺乏实用性。如果遇到其他疾病，这种判断方法就无法区分，缺乏实用性。其次是由于训练集图像来源单一，会出现过拟合现象，就是在训练集中表现较高的准确率，而在测试集中准确率较低。但随着训练集数据的增加及图像来源的多样性，可减少这一现象的出现。

此外，在 OCT 图像的基础上，结合对应的眼底彩照的信息，能进一步提高准确率，并能对 AMD 细分，区分出干性 AMD、湿性 AMD 及息肉状脉络膜血管病变（PCV）。

2. 在第 1 类辅助诊断的基础上更进一步，能够在海量的多种不同疾病的 OCT 图像中较为准确地识别正常、AMD 或其他异常的 OCT 图像。这一需求较为贴近临床实际，但对于 AI 来说更为困难。由于黄斑病变种类众多，要使得 AI 准确识别，需要大量数据集使算法得到充分的训练。最终的结果分类过多，会造成算法过于庞杂，影响准确率。此外，会存在一些黄斑病变无法仅靠 OCT 就能得出明确诊断。

因此，目前的 AI 还只能限于几种疾病的诊断分类，大多包括湿性 AMD、DME、drusen 等。为了尽可能减少训练集的数量，可以采用已经在其他数据集中训练的模型作为基础算法模型,再运用到眼科的诊断系统中,这被称为转化学习。由于这些模型已经具备一定的图像识别能力,不仅所需训练集大大减少,同时还能节省不少时间,大大提高了效率。

3. 主要是在已经确诊为 AMD 的基础上,判断 AMD 是否有活动性,是否存在视网膜间水肿及视网膜下积液,以辅助临床医生对疾病的治疗作出抉择。为了更好地为临床医生反映水肿区域,算法可以生成热点图,标记出 AI 认为的图像中关键的区分区域,这样能避免黑盒现象的产生,为临床医生制订具体治疗方案提供不小的帮助。

此外,由于 AI 对于 AMD 的诊断逻辑与临床眼科医生并不完全相同,因此,基于在 OCT 的分析中 AI 有时候也能发现一些未知的生物学标记物。例如同样一张 OCT 片,当把 RPE 以下的脉络膜剔除,AI 在 AMD 的诊断准确率上会有所下降,这可能提示 AMD 出现早期脉络膜已经有改变。可惜的是尚不清楚究竟是何改变,这也是 AI 尚存的不足之处,即可以区分 AMD,但无法清晰展示缘由。

4. 远程医疗中辅助诊断 AMD。目前而言,在远程医疗中加入 OCT 针对 AMD 的辅助诊断是可行的,可以包括 OCT 内置的商业化智能诊断程序,或基于云服务的远程诊疗手段,特别适合在偏远地区或缺乏专业眼底医生的地区推广运用,主要目的是筛选出急需治疗的湿性 AMD。

随着 OCT 的广泛应用,AI 的辅助诊断需求会越来越迫切,特别是对于 AMD 这些会极大影响患者视觉质量的疾病。但目前离实际诊断运用还有一些距离。其原因在于:首先,OCT 图像质量不达标,屈光介质混浊、患者配合欠佳及操作者的不熟练均会造成图像质量过低,影响 AI 的判读;其次,OCT 检查设备厂家较多,但没有统一的图像规范,会造成 AI 的实用性受限;再次,由于 AMD 的病变结构复杂,需要更多来自不同地区、不同人种的 OCT 图像来提升 AI 判读的准确性。

我们认为未来 AI 在 AMD 的辅助诊断中会越来越贴近临床需求,更具实用性。就如同一名临床医生在判读 OCT 图像时一样,会告诉我们这张 OCT 图像是不是 AMD,是干性的或是湿性的,患者是否需要接受治疗。

第四节 人工智能分析 OCT 图像辅助
年龄相关性黄斑变性治疗

年龄相关性黄斑变性(AMD)病程长,起病隐匿,分型复杂,治疗方案多样。纵观 AMD 的治疗探索的历史,充分体现了其艰难性和复杂性。这些特点都给临床诊疗工作带来了极大的挑战。患者经常问,"初发患者会进展到晚期吗? 要多长时间? ""我会发展成湿性的 AMD 吗? ""我的抗 VEGF 治疗方案是什么? ""最终我的视力有多少? "面对这些问题,资深的临床医生常常也只能给出粗略的答案,诸如治疗效果可能还不错、疗效欠佳,等等,面对患者进一步的"拷问"只能表示无能为力。人工智能(AI)是一项好的工具,特别是深度学习算法擅长对大量既往数据进行学习归纳,给出具有一定可信度的答案。当然这些结果通常缺乏可解释性,即知其然而不知其所以然,这对于提高医生的预测水平,增加医学知识而言并无直接的帮助。

一、对疾病进展的预测

AMD 是老年人不可逆视力丧失的主要原因。随着时间的推移,AMD 可向晚期进展。晚期 AMD 一般可分为两种形式——萎缩性或新生血管性,然而个体间的疾病进展是可变的,并不是所有 AMD 都会向晚期进展。AMD 的发病机制仍然不清楚,目前只有对新生血管性 AMD 有有效的治疗方法。OCT 通过展示三维的视网膜和神经感觉层结构,对 AMD 进展的评估、早期检测和监测产生了深远的影响。因此,想要探索阻止中晚期 AMD 进展的治疗方法,就必须识别早期病理形态学改变,并使用 OCT 成像中的生物标记物预测个体 AMD 进展。

AMD 的主要特征是 drusen 和色素异常。尽管 OCT 可提供视网膜黄斑的详细表征,但是目前 OCT 只可以对 drusen 和高反射亮斑进行定性评估。人工智能使这些变化自动化和可复制量化,为研究 AMD 的病损分布和时间变化成为可能。

有研究使用人工智能量化视网膜形态特征,并使用时空图谱分析形态信息。该研究结果表明 AMD 遵循特征性分布。进展为黄斑新生血管的眼在中央凹和 HRF 处有大量 drusen,其覆盖脉络膜并在 0.5mm 偏心处达到峰值。相比之下,进展为黄斑萎缩的眼在中央凹中心没有表现出 drusen 或 HRF。未进展性 AMD 的眼有更少的 drusen 和 HRF,该规律与眼内的分布模式一致。

drusen 作为一种动态结构,可以增大、融合或退化。有些病例中 drusen 退化后并没有发生晚期 AMD,但在很多情况下晚期 AMD 正好发生在 drusen 退化的位置。因此,drusen 退化是中期 AMD 的一个潜在的替代解剖终点。利用这样的特征,有学者开发了一种基于生存分析的机器学习方法,以预测每个个体 drusen 水平上的回归。Bogunovic 等建立了基于相干光断层成像的传入玻璃疣回归数据驱动的预测模型,用来预测 AMD 进展,结果显示前 2 年的预测曲线下面积为 0.75。该模型的主要特点是依据玻璃疣的变化早期检测,对于预防 AMD 进展具有重要意义。

Ursula Schmidt-Erfurth 等学者分析 SD-OCT 图像并对外核层和视网膜色素上皮层、drusen 和高反射病灶进行了自动分割。该研究利用影像、人口统计学和遗传输入特征开发并验证了一个基于机器学习的预测模型,用来评估转化为晚期 AMD 的风险。该研究纳入了 495 眼,其中 159 眼(32%)在 2 年内转化为晚期 AMD,114 眼进展为 CNV,45 眼进展为 GA。该预测模型区分了进展眼和非进展眼,CNV 和 GA 的性能分别为 0.68 和 0.80。其中,进展眼中最关键的定量特征是外层视网膜厚度、高反射病灶及 drusen 面积。CNV 的预测标记主要以 drusen 为中心,而 GA 标记与神经感觉视网膜和年龄相关。自动分析成像生物标志物的人工智能可以个性化预测 AMD 进展。此外,关于新生血管和萎缩性,其进展途径可能是特定的。

这些模型以后可为 AMD 患者提供更精确的风险评估,可建立一个规范的数据库,方便对每个视网膜形态指纹进行比较。

渗出性 AMD 影响一只眼后患者需要依赖另一只眼生活。然而,20% 的患者在 2 年内对侧眼也出现渗出性 AMD,双眼 AMD 的发生严重影响患者的日常生活。迄今为止,几乎没有证据表明临床医生能够准确预测 AMD 患者的转化,尽管一些眼底成像指标使预后判断有了一些进展,但仍需要进一步的工作来实现临床上的准确性预测。为了解决这一问题,有学者引入了一种人工智能系统,利用 OCT 来预测对侧眼在随后的 6 个月内是否会转换为渗出性 AMD。通过结合基于三维相干光断层成像图像和相应的自动组织图的模型,该系统预测了 6 个月时间窗内渗出性 AMD 的转换,提出每容量扫描的敏感度 80% 时特异度为 55%、特异度 90% 时敏感度为 34% 的两个操作点以适应临床实践。在高敏感度和高特异度这一点上,其分别对应 41% 个体 78% 的真阳性和 17% 个体 56% 的假阳性。另外,研究中发现,自动组织分割可以识别转化前的解剖变化和高危亚群。这一人工智能系统克服了专家预测时观察者之间的巨大差异,并展示了利用人工智能预测疾病进展的潜力。

二、对抗 VEGF 治疗疗效的预测

临床上,不同的患者接受抗 VEGF 治疗的预后具有显著的异质性,很难进行预测。AI 技术可用来预测对 AMD 的治疗结果。

(一) 抗 VEGF 治疗后视力的预测

患者在第一次抗 VEGF 治疗之前往往会焦虑,因为他们不知道治疗的效果如何,预测视力有助于减轻患者的心理压力。Rohm 等通过 5 种不同的机器学习算法预测经 3 次抗 VEGF 注射治疗的新生血管性 AMD 患者的视力,结果显示 3 个月的视力预测与真实情况相当,12 个月的视力预测与真实情况具有一定差异,表明机器学习在短期内具有较好的视力预测价值。Schmidt-Erfurth 等引入了一种基于随机森林机器学习方法的预测模型,对 SD-OCT 图像的生物学标志物进行分析,结果显示其预测接受雷珠单抗治疗 12 个月的新 AMD（nAMD）患者的视力预后的误差在 8.6 个字母内。

也有学者利用 AMD 患者的 OCT 图像开发了预测最佳矫正视力的深度学习模型。该模型预测随访 12 个月 BCVA 结果,最佳分类模型中研究眼 AUC=0.84,对侧眼 AUC=0.96。该研究阐述了 DL 模型利用 OCT 预测 nAMD 患者 BCVA 的应用前景。

(二) 抗 VEGF 治疗后视网膜积液的预测

在 AMD 患者中,视网膜的抗 VEGF 治疗反应因人而异,因此,特异性的优化治疗间隔很有必要。有研究提出了一种机器学习方法来预测 12 周治疗诱导期结束时的视网膜反应。对 OCT 图像中的大量定量测量结构进行提取,以描述视网膜的基本结构和病理及初始治疗

后的反应。选择初始特征后,使用支持向量机分类器将所选择的特征集用于预测诱导阶段
结束时的治疗反应状态。结果显示,30 名患者中的交叉验证显示分类成功率为 87%,预测
受试者在下次就诊时是否会对治疗产生反应。该方法使得通过图像可以预测患者特定的治
疗反应。Ursula Schmidt-Erfurth 的研究表明,液体/功能相关性显示 IRF 对视力有体积依赖
性的负面影响,视网膜内液体有微弱的阳性预后作用。视网膜的自动量化可能改善 nAMD
患者的治疗管理,避免临床医生/研究人员之间的差异,并建立结构/功能相关性。

(三)抗 VEGF 治疗后 CNV 反应的预测

在眼底视网膜疾病中,CNV 是引起视力损伤的重要病理改变。CNV 患者常表现为视
力的迅速下降、中心性暗点或视物变形,因此 CNV 受到眼科医生的高度重视。CNV 在 OCT
影像上表现为脉络膜层的新生血管穿透 Bruch 膜,进入外层视网膜(在 RPE 下或神经视网
膜下)。目前,眼科医生对主观预测预后和治疗计划都缺少足够的信心,因此使用 AI 模型给
出客观的预测结果可以帮助眼科医生制订更加准确的治疗方案。OCT 的 Cube 扫描图中通
过三维重建可以获得相当精确的病变区域参数,CNV 体积是目前我们可重建的比较不错的
一个参数(图 3-4-1)。患者抗 VEGF 注射后 CNV 的体积变化,能够提示抗 VEGF 药物是否
有效,以及进一步辅助制订抗 VEGF 注射计划。

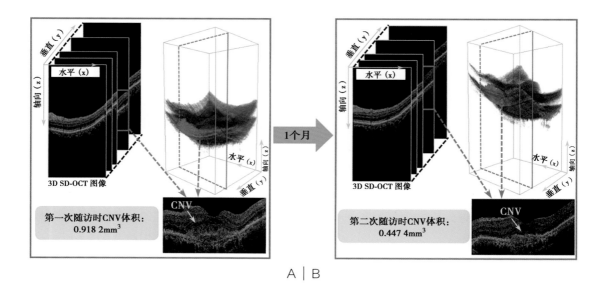

A | B

图 3-4-1　CNV 体积变化

来自同一个患者的连续 2 次随访,前后间隔 1 个月,第一次经过抗 VEGF 注射,CNV 体积明显缩小。A. SD-OCT 体数据;
B. 三维可视化结果,其中蓝色区域是 CNV

我们和南京理工大学的计算机专家合作进行了对 CNV 体积的预测的研究工作,开发了
一种通过 CNV 体积预测抗 VEGF 疗效的模型:基于 CNV 显著图的预测模型 LamNet。它
可以帮助眼科医生预测预后的 CNV 体积和 CNV 体积的变化趋势。在这个研究中,我们

试验了两种预测方式:①患者独立方式,通过患者若干次的治疗随访数据预测所有患者最后的 CNV 体积;②患者非独立方式,仅仅通过任一患者第一次的 OCT 数据,预测其后所有治疗后的 CNV 体积(图 3-4-2)。LamNet 是一个完全自动的预测模型,它的输入是原始的 SD-OCT 体数据,且不需要进行 CNV 分割和 CNV 配准。LamNet 主要包括三个模块,分别是 CNV 显著图生成模块、多尺度特征融合模块和预测模块。首先,CNV 显著图生成模块使用 Grad-CAM 模型自动地生成 CNV 区域的局部显著图。然后,多尺度特征融合模块基于 CNV 显著图提取多尺度的全局特征和局部特征并对其进行聚合。最后,聚合的特征被送入预测模块进行多任务的 CNV 体积预测和 CNV 变化趋势预测。为了对多任务分支进行约束,LamNet 提出了一种趋势一致的损失函数来监督模型的训练过程,这使得 CNV 体积预测和 CNV 变化趋势预测有严格的一致性。

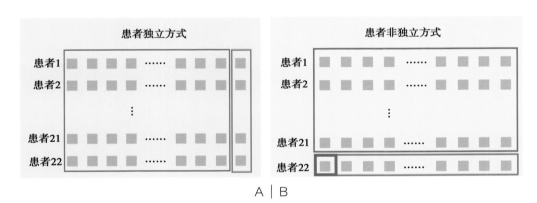

图 3-4-2 LamNet 两种预测方式

A. 患者独立方式:通过每一位患者的历史数据预测最后一次或若干次治疗后的 CNV 体积;B. 患者非独立方式,通过其他患者的历史数据和任一患者的初始数据预测其后的所有 CNV 体积

为了评估模型的 CNV 预测性能,使用了四个指标,分别是平均绝对误差(mean absolute error,MAE),误差率(error rate,ER),召回率(recall),特异度(specificity)。其中 MAE 和 ER 度量了预测的 CNV 体积的精度,召回率(recall)和特异度(specificity)度量了预测的 CNV 变化趋势的精度。这四个指标的计算方式如下:

$$MAE = \frac{1}{N} \sum_{i=1}^{N} \|v_i - v_i'\|$$

$$ER = \frac{1}{N} \sum_{i=1}^{N} \frac{\|v_i - v_i'\|}{\|v_i - v_i^c\| + v_i^c + \|v_i - v_i'\|}$$

$$recall = \frac{TP}{TP + FN}$$

$$\text{specificity} = \frac{\text{TN}}{\text{TN+FP}}$$

其中, v_i 表示下次随访中真实的 CNV 体积, v_i' 表示预测的下次随访的 CNV 体积, v_i^c 表示当前的 CNV 体积。TP、FN、TN、FP 分别表示预测的正确的正类数、错误的负类数、正确的负类数、错误的正类数。

本次评估将试验评估分为患者非独立型评估和患者独立型评估。患者非独立型评估指的是使用 CNV 患者的前面若干次随访作为训练数据来训练模型,并在 CNV 患者的剩余随访数据上进行模型测试。患者非独立型评估是为了让模型学习到不同随访之间的预后 CNV 体积变化规律。患者独立型评估指的是使用留一法将其中一个患者的所有随访作为测试数据,其余所有患者的随访作为训练数据。患者独立型评估是为了让模型学习到不同 CNV 患者之间的预后 CNV 体积变化规律。表 3-4-1 列出了评估结果,可以发现模型取得了较高的预测精度,其中患者非独立型评估比患者独立型评估取得了更好的性能。

表 3-4-1   CNV 体积预测结果

评估指标	患者非独立型评估	患者独立型评估
MAE	0.029mm^3	0.067mm^3
ER	5.25%	7.31%
recall	0.94	0.82
specificity	0.91	0.84

利用 AI 客观地预测疾病的发展情况是目前医学图像领域的热门课题,对于 CNV 预测任务而言,已经有文献通过数学建模的方式进行了相关的半自动的体素级 CNV 演化预测,但是该方法严重依赖于 CNV 分割和 CNV 配准。目前的自动 CNV 分割和 CNV 配准仍然是一个不稳定的因素,它们会放大预测误差。LamNet 另辟蹊径,它舍弃了不稳定的预处理,直接从原始图像中预测预后下一次随访的 CNV 体积。通过预测预后下一次随访的 CNV 体积,眼科医生可以预判本次抗 VEGF 注射的治疗响应和决定注射的必要性。在试验中,患者非独立型评估和患者独立型评估都取得了较高的精度,其中患者非独立型评估探索了不同随访间的预后 CNV 体积变化规律,患者独立型评估探索了不同患者之间的预后 CNV 体积变化规律。尽管患者独立型评估的精度低于患者非独立型评估,但是对于新的 CNV 患者,仍然可以向眼科医生提供足够的参考价值。

但是,需要指出的是,AI 预测 CNV 变化并不是万能的,需要诸多的前提条件:医生通过 OCT 图像能够大致判断疗效,否则 AI 也不行;治疗模式目前还是很单一的每月 1 针,PRN 后预测的准确性还在研究中;是不是有更好的参数用于预测也有待后续研究。

三、辅助治疗决策

AMD 的治疗的探索从 20 世纪 80 年代开始,涵盖了各种各样的营养素补充,以及繁多的手术方式,直到今日,抗 VEGF 治疗"一统江湖"。即使目前世界范围内对抗 VEGF 一线治疗的地位已达成共识,但是抗 VEGF 治疗方案从早期每月 1 针到 3+PRN、T&E 层出不穷,没有形成标准化的治疗方案。究其原因,抗新生血管治疗本质上是对症治疗,每个患者对抗 VEGF 治疗的反应不一,因此,临床上更强调个性化的治疗,在疗效和治疗频度之间达成平衡,在保证疗效的基础上尽可能减少治疗的次数,以减少患者的痛苦和经济负担。不过,这些目标的达成都有赖于医生的临床经验,例如 CNV 类型对治疗有影响,CNV 的形态、纤维化成分、GA 等这些因素都会影响疗效和治疗方案。即使是再有经验的视网膜专科医生也难免在决策时出现偏差,加上这些因素恰恰是 OCT 影像可以探测的参数,因而决定了 AI 是一个临床好助手。

AI 技术在预测湿性 AMD 治疗指征和药物需求量方面已取得显著的成效。Prahs 等收集 183 402 张视网膜 OCT 图像进行分析,按照 9∶1 的比例来划分训练数据集和测试数据集。使用 GooleNet 初始深度卷积神经网络学习训练集,对测试集中患者是否需要治疗进行预测,AMD 患者中抗 VEGF 治疗的预测结果的准确度达 95.5%。Bogunovic'H 等提出了基于随机森林的人工智能模型,对接受雷珠单抗治疗的 317 例湿性 AMD 患者的数据进行分析,预测抗 VEGF 注射药物剂量,结果显示特异度为 84%,表明在预测剂量方面,机器的准确性更高。David Romo-Bucheli 等提出了一种基于深度学习(DL)架构的模型,这个模型由一个密集连接神经网络(DenseNet)和一个循环神经网络(RNN)组成可训练端到端。该模型用于预测 PRN 方案下 nAMD 患者的抗 VEGF 治疗需求。DL 模型对 281 例患者进行了训练,并对 69 例患者进行了评估。在一个分类任务中,其在检测低(高)治疗需求的患者时获得了 0∶85(0∶81)的 AUC。

理论上,只要投入足够多的病例数据就可以不断完善和优化模型,给出足够精准的决策。将来,随着对患者基因药物敏感性研究的深入,抗 VEGF 治疗预测模型结合基因多态性数据后有望形成个性化的精准治疗方案,造福广大 nAMD 患者。而且随着逐个参数加入模型,对模型的特异性和敏感性都可以产生量化的影响,这也会提高对 AI 结果的可解释性。

目前,深度学习 AI 的算法都处在一个"黑盒"之中,对决策结果的可解释性几乎没有,也就是说不清楚基于 OCT 影像的 AI 决策模型的依据是什么。基于这些模型的预测也许很接近视网膜专家的决定,但是如果要用于临床决策,还有一些难题需要克服:首先,这些模型的黑盒特性决定了其对提升医生临床决策的能力难以有所帮助;其次,AI 模型和医生决策还是不同的,对待 AI 的预测结果不能将其等同于医生决策,而是应将其看作一个决策因素。

总之,AI 已经开始走向临床,初步具备了临床实用性,目前多数研究的数据量还偏小,还有很大的提升空间。随着更多的临床医生和 AI 研究人员加入,将会不断涌现出实用、精准，又让广大临床医生喜爱的 AI 研究助手。同时，研究者也应该注意到 AI 模型辅助决策的伦理风险，目前其只能是临床研究助手，在临床应用前应该充分研究讨论，形成社会共识后才能真正临床推广。

（袁松涛　谢可人）

参考文献

1. AN G, AKIBA M, YOKOTA H, et al. Deep learning classification models built with two-step transfer learning for age related macular degeneration diagnosis. Annu Int Conf IEEE Eng Med Biol Soc, 2019, 2019: 2049-2052.

2. BOGUNOVIC H, ABRAMOFF M D, ZHANG L, et al. Prediction of treatment response from retinal OCT in patients with exudative age-related macular degeneration. Iowa City: International Conference on Unmanned Aircraft Systems, 2014: 129-136.

3. CHEN Q, D E SISTERNES L, LENG T, et al. Semi-automatic geographic atrophy segmentation for SD-OCT images. Biomed Opt Express, 2013, 4 (12): 2729-2750.

4. CHEN Q, LENG T, ZHENG L, et al. Automated drusen segmentation and quantification in SD-OCT images. Med Image Anal, 2013, 17 (8): 1058-1072.

5. JI Z, CHEN Q, NIU S, et al. Beyond retinal layers: A deep voting model for automated geographic atrophy segmentation in SD-OCT images. Transl Vis Sci Technol, 2018, 7 (1): 1.

6. KERMANY DS, GOLDBAUM M, CAI W, et al. Identifying medical diagnoses and treatable diseases by image-based deep learning. Cell, 2018, 172 (5): 1122-1131.

7. LEE A Y, LEE C S, BLAZES M S, et al. Exploring a structural basis for delayed rod-mediated dark adaptation in age-related macular degeneration via deep learning. Transl Vis Sci Technol, 2020, 9 (2): 62.

8. NIU S, DE SISTERNES L, CHEN Q, et al. Automated geographic atrophy segmentation for SD-OCT images using region-based C-V model via local similarity factor. Biomed Opt Express, 2016, 7 (2): 581-600.

9. PFAU M, von der EMDE L, de SISTERNES L, et al. Progression of photoreceptor degeneration in geographic atrophy secondary to age-related macular degeneration. JAMA Ophthalmol, 2020, 138 (10): 1026-1034.

10. PRAHS P, RADECK V, MAYER C, et al. OCT-based deep learning algorithm for the evaluation of treatment indication with anti-vascular endothelial growth factor medications. Graefes Arch Clin Exp Ophthalmol, 2018, 256 (1): 91-98.

11. SCHMIDT-ERFURTH U, BOGUNOVIC H, GRECHENIG C, et al. Role of deep learning-quantified hyperreflective foci for the prediction of geographic atrophy progression. Am J Ophthalmol, 2020, 216: 257-270.

12. SCHMIDT-ERFURTH U, BOGUNOVIC H, SADEGHIPOUR A, et al. Machine learning to analyze the prognostic value of current imaging biomarkers in neovascular age-related macular degeneration. Ophthalmol retina, 2018, 2 (1): 24-30.

13. SCHMIDT-ERFURTH U, WALDSTEIN S M, KLIMSCHA S, et al. Prediction of individual disease conversion in early AMD using artificial intelligence. Invest Ophthalmol Vis Sci, 2018, 59 (8): 3199-3208.

14. TING D S W, CHEUNG C Y, LIM G, et al. Development and validation of a deep learning system for diabetic retinopathy and related eye diseases using retinal images from multiethnic populations with diabetes. JAMA, 2017, 318 (22): 2211-2223.

15. TREDER M, LAUERMANN J L, ETER N. Automated detection of exudative age-related macular degeneration in spectral domain optical coherence tomography using deep learning. Graefes Arch Clin Exp Ophthalmol, 2018, 256 (2): 259-265.

16. VARGA L, KOVÁCS A, GRÓSZ T, et al. Automatic segmentation of hyperreflective foci in OCT images. Comput Methods Programs Biomed, 2019, 178: 91-103.

17. Waldstein S M, Vogl W D, Bogunovic H, et al. Characterization of Drusen and Hyperreflective Foci as Biomarkers for Disease Progression in Age-Related Macular Degeneration Using Artificial Intelligence in Optical Coherence Tomography. JAMA ophthalmology, 2020, 138: 740-747.

18. XU R, NIU S, CHEN Q, et al. Automated geographic atrophy segmentation for SD-OCT images based on two-stage learning model. Comput Biol Med, 2019, 105: 102-111.

19. ZHANG Y, JI Z, CHEN Q. A multi-scale deep convolutional neural network for joint segmentation and prediction of geographic atrophy in sd-oct images. Venice: 2019 IEEE 16th International Symposium on Biomedical Imaging (ISBI 2019), 2019: 565-568.

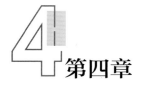

第四章
人工智能分析 OCT 图像在糖尿病
性视网膜病变诊疗中的应用

第一节　糖尿病性视网膜病变概述

目前,全世界已有超过 4.15 亿人患有糖尿病(diabetes mellitu,DM),其发病率和患病率不断上升,预计到 2040 年,约有 6 亿人患有 DM。糖尿病性视网膜病变(diabetic retinopathy,DR)是糖尿病常见的微血管并发症,其在糖尿病人群中的患病率 >40%。糖尿病的慢性高糖状态导致视网膜缺血缺氧、无灌注区形成,若病情继续发展,引起新生血管和纤维增殖膜,可能导致玻璃体积血、牵拉性视网膜脱离甚至持续的糖尿病性黄斑水肿(diabetic macular edema,DME)等并发症,引起严重的视力下降甚至失明,给患者及社会带来极大的负担和危害。

(一)糖尿病性视网膜病变眼底特征

1. **微动脉瘤**　微动脉瘤是检眼镜和荧光素血管造影能查见的最早的糖尿病性视网膜病变。微动脉瘤在检眼镜下表现为视网膜上的红色小点,常呈圆形,颜色深红,类似视网膜深层的小出血点。糖尿病性视网膜病变的微动脉瘤常先出现在眼底后极部,尤其在黄斑区,并多在颞侧。微动脉瘤有时在视网膜与异常扩张的微血管相连,并常位于毛细血管闭塞区周围。

2. **出血斑点**　糖尿病患者视网膜出血位置较深,常在内核层,常呈圆形斑点状,多与视网膜微动脉瘤或微血管异常相伴发生,很少发现其他血管异常导致的单纯出血。

3. **硬性渗出**　在糖尿病性视网膜病变的较早期,常在眼底后极部出现边界比较清楚的蜡黄色点片状渗出,称为硬性渗出。这种渗出大小不等,有时在黄斑区或其附近呈环状。硬性渗出位于视网膜深部的外丛状层,主要是视网膜毛细血管渗漏物逐渐吸收以后遗留的脂质。这种脂质组成的黄白色渗出物可因逐渐被吸收而消散,但同时其他地方又出现新的硬性渗出。

4. **棉绒斑**　为大小不等、形状不规则的灰白或乳脂色调的斑块,边界模糊呈棉絮或绒毛样,位于视网膜浅部的神经纤维层。常出现于眼底后极部视网膜距视盘 3~4 个视盘直径的范围内,多数沿大血管附近分布。棉绒斑是视网膜微血管闭塞性损害,组织严重缺血以致神经纤维层发生梗死的表现。因此,棉绒斑显示视网膜循环重度障碍引起的组织破坏,预示视网膜病变有迅速发展成为增殖性改变的趋势。

5. **静脉串珠状** 部分静脉分支的起源处变狭窄,而其远端部分扩张,粗细不均匀,呈串珠状或腊肠样扩张,是视网膜缺血缺氧的一种表现。

6. **视网膜内微血管异常(IRMA)** 在较严重的糖尿病性视网膜病变中,视网膜内微血管异常扩张,粗细不均,纡回扭曲,统称为视网膜内微血管异常,是视网膜缺血缺氧的一种表现。

7. **黄斑水肿** 黄斑水肿是影响视力的重要原因,视网膜毛细血管通透性改变,渗漏液体蓄积于黄斑区,有时中心凹周围呈放射状排列的 Henle 纤维之间,形成积液的小囊。OCT是其最好的诊断手段。

8. **增殖性病变** 糖尿病性视网膜病变进展到一定程度,血管病变加剧,视网膜组织重度缺血缺氧,视网膜血管壁萌发新生血管。这些新生血管好发于视盘及其附近,或近赤道区的视网膜中央动静脉血管。初期某些较细小的新生血管用检眼镜不易查明,明显的新生血管在检眼镜下表现为视网膜大血管邻近蜷曲纡回的细血管网。新生血管管壁结构不健全,易于出血,出血较多时往往穿入玻璃体内,严重妨碍视力。在新生血管出现的同时,视网膜组织在新生血管附近逐渐发生纤维细胞增殖,形成纤维条带。这种在视网膜表面和邻接玻璃体处发生的血管纤维性增殖,称为增殖性玻璃体视网膜病变。这些增殖随病程延长而增多,并收缩牵引而引起新生血管出血或视网膜脱离等不良后果,最终导致严重的视力障碍。

(二)糖尿病性视网膜病变分级

国际上较为通用的临床分级标准主要是 2002 年美国眼科协会和国际眼病学会发布的糖尿病性视网膜病变的国际临床分级标准(表 4-1-1)。

根据 2002 年 DR 国际临床分级体系,根据眼底病变情况,DR 可分为无 DR、轻度非增殖性 DR(non-proliferative diabetic retinopathy,NPDR)、中度 NPDR、重度 NPDR 和增殖性 DR(proliferative diabetic retinopathy,PDR)五个阶段(见表 4-1-1)。

表 4-1-1　糖尿病性视网膜病变的国际临床分期(2002)

糖尿病性视网膜病变严重程度	散瞳后眼底检查所见
无明显视网膜病变	无异常
轻度 NPDR	仅有微动脉瘤
中度 NPDR	比仅有微动脉瘤重,比重度轻
重度 NPDR	有以下任一改变,但无 PDR 表现: 4 个象限每个都有 20 处以上的视网膜内出血; 2 个以上象限有确定的静脉串珠样改变; 1 个以上象限有明显的视网膜内微血管异常
PDR	出现以下一种或多种改变: 新生血管形成、玻璃体积血或视网膜前出血

糖尿病性视网膜病变严重程度	散瞳后眼底检查所见
糖尿病性黄斑水肿分级	
轻度糖尿病性黄斑水肿	远离黄斑中心的后极部分视网膜增厚和硬性渗出
中度糖尿病性黄斑水肿	视网膜增厚和硬性渗出接近黄斑但未累及黄斑中心
重度糖尿病性黄斑水肿	视网膜增厚和硬性渗出累及黄斑中心

（三）糖尿病性黄斑水肿定义及分类

糖尿病性黄斑水肿（diabetic macular edema，DME）是导致糖尿病患者中心视觉功能严重障碍的主要原因，糖尿病患者 DME 的患病率达到 16%。DME 主要是血-视网膜屏障破坏导致渗液聚积，黄斑区视网膜增厚，并常合并硬性渗出，最终引起糖尿病患者中心视觉功能严重障碍。

DME 指由糖尿病引起的黄斑中心凹一个视盘直径范围内的细胞外液积聚所致的视网膜增厚或伴硬性渗出沉积。

美国早期治疗糖尿病性视网膜病变研究小组（Early Treatment Diabetic Retinopathy Study，ETDRS）所定义的有临床意义的黄斑水肿（clinically significant diabetic macular edema，CSDME）需具备以下一项或一项以上：①视网膜水肿增厚在距黄斑中心 500μm 区域，或 <500μm；②硬性渗出位于距黄斑中心 500μm 区域，或 <500μm，并伴有邻近视网膜增厚；③视网膜增厚至少有 1 个视盘直径（DD）范围，其任何部位病变皆距黄斑中心 1DD 范围之内。

ETDRS 将 DME 按照发生机制和临床表现分为以下四型：

1. **局限型黄斑水肿**　检眼镜下黄斑区局灶性视网膜水肿、增厚，可见成串微动脉瘤，并有硬性渗出，围绕水肿中心呈反射状或条状、簇状排列；发病机制主要是局部视网膜毛细血管扩张和渗漏形成。

2. **弥漫型黄斑水肿**　检眼镜下可见黄斑区视网膜弥漫性增厚、水肿，反光增强，中心凹光反射消失，严重者可弥散至上下血管弓，黄斑囊样水肿呈泡状隆起；发病机制主要是黄斑区血-视网膜内屏障功能受到广泛损害，大量毛细血管渗漏。

3. **缺血型黄斑病变**　检眼镜下可见黄斑中心凹毛细血管无灌注区扩大；发病机制主要是黄斑区毛细血管闭塞形成局限性无灌注区。

4. **增生型黄斑病变**　检眼镜下可见黄斑表面增殖膜形成，中心凹毛细血管受牵拉变直；发病机制是在黄斑区或其附近有增生性病变，牵拉黄斑使黄斑拱环变形或产生黄斑异位。

ETDRS 的分型标准同时兼顾了 DME 的发病机制及临床检查结果，使眼科研究者更全面地了解和分析 DME 病变的发生和发展，为实现合理的早期预防提供了依据。

（四）糖尿病性视网膜病变的多模态影像

1. **彩色眼底照相**　目前，彩色眼底照相（color fundus photography，CFP）因为发展早、

容易获取、容易解读,为糖尿病性视网膜病变分期提供依据。不过由于眼底图像易受屈光间质影响,而且无法展现视网膜三维组织的结构,有一定的局限性。

在机器学习(machine learning,ML)中,DR 病变常按颜色分类,如红色病变、黄色病变和白色病变。

(1)红色病变

1)微动脉瘤:是孤立的球形红点,由毛细血管壁膨隆形成,主要位于视网膜内核层和视网膜深层毛细血管网内。

2)出血:出血是血液从受损毛细血管渗漏而形成的,呈点状、火焰状和斑点状,出现在视网膜内、视网膜前和视网膜下。视网膜前出血的特点是舟状出血,伴有液平。玻璃体积血指在玻璃体腔内的积血,导致眼内结构能见度变差。

3)静脉异常:静脉异常包括静脉串珠、静脉纡曲扩张,代表静脉的损伤。

4)视网膜内微血管异常(IRMA):在小动脉和小静脉之间的毛细血管网广泛关闭后,IRMA 是扩张的毛细血管残留物,表现为弯曲的视网膜内血管段,其直径从勉强可见到约为视盘边缘主干静脉宽度的 1/4 不等。

5)新生血管:可位于视盘或视网膜表面,随着玻璃体收缩,逐渐拉扯新生血管,导致视网膜前出血和玻璃体内积血。

(2)黄色病变:硬性渗出(HE):HE 是视网膜上黄色或白色病变,在血管背景下呈蜡样外观,边缘锐利。HE 是脂质、蛋白质和脂蛋白在细胞外的积聚,这些脂质、蛋白质和脂蛋白来源于异常血管的渗漏,这些异常血管的大小从小点到融合排列不等。

(3)白色病变

1)棉绒斑:棉绒斑呈圆形或椭圆形,颜色为白色或灰白色,边缘不清晰(羽毛状),经常有平行于神经纤维的条纹,是视网膜毛细血管前微动脉阻塞导致视网膜组织梗死,中断的轴浆流而导致轴突的肿胀形成羽毛样外观。

2)纤维增生:在 PDR 中,纤维增生通常是视网膜的新血管沿玻璃体支架增生形成,显示纤维细胞的激活和新血管的消退。

3)视网膜水肿:视网膜水肿主要是由于血-视网膜屏障改变导致液体外漏,导致视网膜内积聚液体。

基于彩色眼底照相的 DR 检测已经进行了多年,因其图像获得容易,病变在照片上的特征明显,有明确的疾病分期,因而现阶段绝大多数人工智能、ML 和深度学习(deep learning,DL)的研究主要集中在对眼底照片的分析上。然而,它的一个关键缺点是只能获得二维图像,而不考虑深度,对早期疾病的诊断会有一定误差。由于准确的诊断是及时治疗的必要条件,采用基于 OCT 图像的人工智能系统可以检测视网膜的细微变化,提高疾病识别能力。

2. 眼底荧光素血管造影 眼底荧光素血管造影(fundus fluorescein angiography,FFA)

是一种对眼底微循环动态及静态改变的有效检查方法。某些检眼镜不易发现的体征,在荧光素造影中可以表现出来。

（1）微血管瘤和小出血点:微血管瘤与小出血点的形态与颜色相似,在检眼镜下是很难区别的。但在荧光素造影照片中,小出血点不显影,而微血管瘤则具有清晰的荧光,有的晚期尚有渗漏。糖尿病性视网膜病变时,眼底荧光素造影所见到的微血管瘤数量要比检眼镜所见的多得多。

（2）硬性渗出:硬性渗出在眼底荧光素造影下不似出血后色素那样遮挡背景荧光,本身也不显影。大片硬性渗出可呈假荧光,较厚的硬性渗出也可呈现荧光遮蔽。硬性渗出环中央可见渗漏的微血管瘤及扩张的毛细血管。

（3）棉绒斑:棉绒斑在眼底荧光素造影下表现为毛细血管无灌注的弱荧光区,其外围扩张的毛细血管常有荧光素渗漏。当眼底出现棉絮斑,表明糖尿病性视网膜病变已较严重,如大量出现,表示病变很活跃,有可能已进入增殖前期。

（4）新生血管:于静脉早期出现新生血管的荧光充盈,有线状、芽状、鸡爪状或花瓣状,超出视网膜平面的新生血管多呈扇贝状或不规则线团状,荧光充盈后随即渗漏荧光。视网膜表面及玻璃体内的新生血管渗漏迅速而显著。

纤维血管增殖膜:在眼底荧光素造影中表现为增殖膜弱荧光轮廓中的新生血管形态,迅速渗漏,晚期整个纤维膜着染。

FFA 可发现早期糖尿病性视网膜病变的微血管异常,更准确地对 DR 进行诊断及分期。眼底荧光素血管造影对糖尿病性视网膜病变的早期诊断要早于且优于眼底检查。

3. B 型超声 对于 NPDR 屈光间质清晰的患者,B 超意义不大,但 PDR 患者可能由于白内障或玻璃体积血等原因,进行常规的眼底检查受到制约,无法完全了解玻璃体及视网膜的状况。眼部超声检查则非常重要,可为临床提供明确的诊断依据。B 超可以明确增殖性糖尿病性视网膜病变的一些改变和严重程度,如玻璃体积血、玻璃体后脱离、玻璃体内增殖膜、视网膜脱离等,对疾病的诊断和治疗具有指导意义。

4. 相干光断层成像（OCT） 详见本章第二节。

5. OCT 血流成像（OCTA） OCTA 技术是视网膜影像检查技术发展的里程碑,是一项无创、快捷的血流检测技术。相比较于 FFA,OCTA 具有无创、高速、精确的优点,且 OCTA 还具有量化无灌注区面积及测量血流速度的特点,已经成为 DR 重要的检查方法。

第二节　糖尿病性视网膜病变 OCT 图像标志物

在糖尿病性视网膜病变,尤其是糖尿病性黄斑水肿的诊断、随访观察及治疗效果评价等方面,OCT 已经成为不可或缺的检查方法。基于 OCT 影像的人工智能也成为研究热点。DR 的一些 OCT 特征性改变可以视为 OCT 影像标志物,如视网膜体积和总厚度、黄斑厚度及黄斑体积,以及视网膜高反射亮斑等。

一、黄斑区视网膜厚度及视网膜体积

现在的 OCT 仪器自带的分析程序(retinal map)能自动以黄斑中心凹为中心,以直径 1mm、3mm、6mm 三个同心圆及两条放射线分成九区(图 4-2-1),分别测量每个分区的平均视网膜厚度,计算视网膜体积。

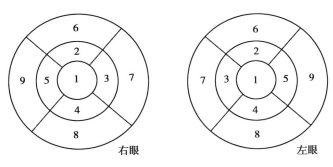

图 4-2-1 ETDRS 黄斑分区
以黄斑中心凹为中心,由直径分别为 1mm、3mm、6mm 的三个同心圆及两条放射线将黄斑区分为九个区域

正常人黄斑区视网膜厚度地形图为开口向颞下的马蹄形,且双眼对称,这与视网膜组织结构、神经纤维分布、黄斑位于视盘颞侧偏下方相符合。随着糖尿病性视网膜病变程度的加重,黄斑中心及周围区域视网膜缺血缺氧加重,血视网膜内外屏障破坏严重,黄斑中心及周围组织水肿,表现为黄斑厚度增加,黄斑体积扩大。部分糖尿病性视网膜病变晚期,由于血管闭塞,黄斑厚度、体积明显缩小。

二、黄斑水肿

OCT 是目前主要的 DME 检查工具,具有无创、准确及可重复等特点,可以定量测量网膜厚度,评估形态变化,分析层次特征。DME 明确的分级有利于机器学习的识别、定位和量化。

2020 年,欧洲眼科高级研究学院(European School for Advanced Studies in Ophthalmology classification)国际视网膜专家组基于前期 DME 的 OCT 相关研究,以标准数据为基础,参考糖尿病性黄斑病变的具体形态特征和定量指标,提出了一种包括七个定性和定量指标的 "TCED-HFV" 分级评分体系。其中包括:黄斑中心凹厚度或黄斑体积 T(foveal thickness)、视网膜内囊肿 C(intraretinal cysts)、椭圆体区(ellipsoid zone,EZ)和外界膜(external limiting membrane,ELM)状态 E、视网膜内层结构紊乱 D(disorganization of the inner retinal layer,DRIL)等四个主要征象;以及高反射亮斑数量 H(hyperreflective -foci)、中心凹下液 F （subfoveal fluid），玻璃体视网膜交界关系 V（vitreoretinal relationship）等三个伴随征象（表 4-2-1）。

表 4-2-1　基于 OCT 的糖尿病性黄斑病变分级系统

黄斑中心凹厚度或黄斑体积（T）		
	0	增幅 <10% 正常值上限
	1	增幅 >10% 但 <30% 正常值上限
	2	增幅 >30% 正常值上限
视网膜内囊肿（C）		
	0	无
	1	轻
	2	中
	3	重
EZ 和/或 ELM 状态（E）		
	0	完整
	1	紊乱
	2	缺失
视网膜内层结构紊乱（D）		
	0	无
	1	有
高反射亮斑数量（H）		
	0	小于 30 个
	1	超过 30 个
中心凹下液（F）		
	0	无
	1	有
玻璃体视网膜交界关系（V）		
	0	玻璃体皮质与视网膜间无明显粘连或牵引
	1	不完全 PVD
	2	PVD
	3	VMT
	4	ERM

PVD，玻璃体后脱离；VMT，玻璃体黄斑牵引；ERM，黄斑前膜

根据 T、C、E 及 D 的情况，将 DME 分为早期 DME、进展期 DME、严重 DME 及萎缩性黄斑病变等四级。

1. 早期糖尿病性黄斑病变 中心凹厚度和/或黄斑体积增加 < 最大正常值的 30%（T1）；视网膜内小至中等囊肿（C1~C2）；可识别、可检测的视网膜内层、椭圆体带和外界膜（E0 和 D0）（图 4-2-2）。

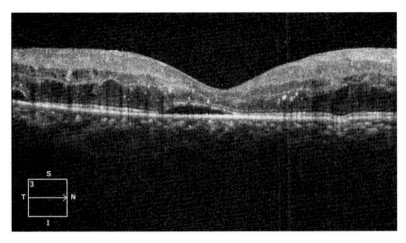

图 4-2-2 早期糖尿病性黄斑病变 OCT 图像

轻度黄斑水肿伴保留视网膜轮廓，外丛状层以及内核层有囊样间隙。椭圆体带因中央凹下有液体而不可分级，但外界膜正常；高反射亮斑的数量不到 30 个。TCED-HFV 分级为 T=1，C=1，E=0，D=0，H=0，F=1，V=0

2. 进展期糖尿病性黄斑病变 中心凹厚度和/或黄斑体积增加可 > 最大正常值的 30%（T1~T2）；视网膜内大囊肿伴多个囊样间隙（C1~C3）；视网膜内层仍可分层（D0~D1），外界膜和椭圆体带受损但仍可见（E0~E1）（图 4-2-3）。

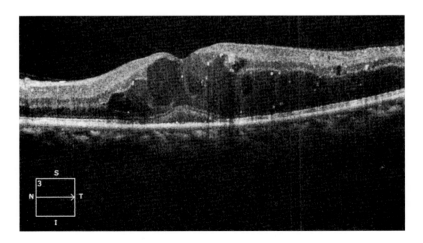

图 4-2-3 进展期糖尿病性黄斑病变 OCT 图像

外核层、外网状层和内核层有大的囊状间隙，中央凹下浅脱离。高反射亮斑的数量不到 30 个，椭圆体带不可分级，但外界膜不连续。内层视网膜层次可见。TCED-HFV 分级为 T=2，C=2，E=1，D=0，H =0，F=1；V=0

3. **严重糖尿病性黄斑病变**　中心凹厚度和/或黄斑体积增加可大于最大正常值的 30%（T1~T2）；视网膜内大囊肿伴多个囊样间隙（C1~C3）；视网膜内层大多紊乱（D0~D1），外界膜和椭圆体带大多不可见（E2）（图 4-2-4）。

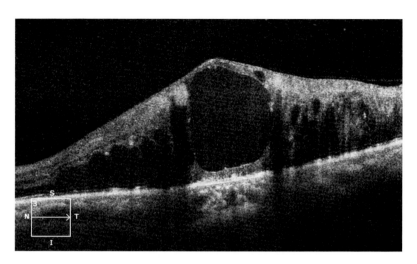

图 4-2-4　严重糖尿病性黄斑病变 OCT 图像
中心大囊肿和多个大囊肿，数个高反射亮斑。中央凹下外界膜和椭圆体带不可见。视网膜内层受损，玻璃体视网膜关系正常。TCED-HFV 分级为 T=2,C=3,E=2,D=1,H=0,F=0,V=0

4. **萎缩性糖尿病性黄斑病变**　中心凹厚度和/或黄斑体积缩小（T0）；网膜内小囊样间隙（C0~C2）；视网膜内层和外界膜和椭圆体带完全被破坏（E2 和 D0~D1）（图 4-2-5）。

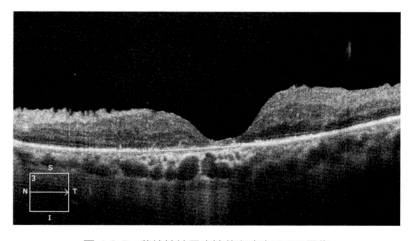

图 4-2-5　萎缩性糖尿病性黄斑病变 OCT 图像
中心凹视网膜变薄，视网膜内层紊乱，中心凹下外界膜和椭圆体带缺失，视网膜色素上皮萎缩，厚度和体积低于正常值。TCED-HFV 分级为 T=0;C=0,E=2,D=1,H=0,F=0,V=0

三、视网膜高反射亮斑

2009 年,Bolz 等报道应用不同的 SD-OCT 设备在 DME 的 OCT 图像中都发现了一些高反射亮斑(hyperreflective foci,HRF),并首次提出高反射亮斑的概念,发现在 DME 患眼中,高反射亮斑与视力预后相关。这些 HRF 无法在彩色眼底照相和红外眼底照相等图像中识别出来,而一些较大的 HRF 聚集形成硬性渗出,表现为眼底彩照中的特征性的黄白色病灶。HRF 可在血管壁上及视网膜水肿的组织间出现,推测此类病灶的主要成分可能是渗出血管外的蛋白质成分或细胞外脂质,也可能既包含蛋白成分也包含脂质成分,并指出 HRF 也可能包含一些吞噬了大量脂质的巨噬细胞。

Bolz 等推测,在 DME 中,这些高反射亮斑可能代表视网膜硬性渗出的初始阶段,也可能是内层血-视网膜屏障破坏后脂蛋白渗出的表现。通常硬性渗出出现于水肿的视网膜的周围,但研究发现,在无明显水肿的视网膜 SD-OCT 图像中也可以出现 HRF,提示 HRF 的出现标志着视网膜血管通透性出现障碍,可能先于视网膜水肿和硬性渗出。

随后有学者也给予了 OCT 中高反射亮斑明确的定义,即在频域 OCT 中,分散、边界清晰、与视网膜色素上皮层(retinal pigment epidemial,RPE)反射相同或高于 RPE 反射、直径 >20μm 且 <50μm 的点状高反射。

在硬性渗出物发生的初始阶段,高反射亮斑可能代表血-视网膜屏障破裂后的小的视网膜内蛋白或脂蛋白外溢。当高反射亮斑增厚到一定程度时,这些最初孤立的小灶可准确形成临床可见的硬性渗出物。

高反射亮斑病灶在糖尿病性视网膜病变不同阶段的定量特征具有统计学意义。因此,临床眼科医生可以根据 SD-OCT 高反射亮斑成像特征更早发现糖尿病性视网膜病变,连续追踪,诊断并随访糖尿病性视网膜病变。

第三节 人工智能分析 OCT 图像辅助
糖尿病性视网膜病变诊断

机器学习(ML)/深度学习(DL)的总体潜力包括糖尿病性视网膜病变(DR)的筛查、诊断分级和治疗指导,包括疾病活动的自动检测、复发、疗效量化和新治疗方法相关靶点的确定。预测和预后结论进一步扩大了 AI 在视网膜病变诊治中的潜在优势,这将使个性化保健和大规模管理成为可能,并将使眼科医生能够提供高质量的诊断/治疗。国际 DR 诊断标准的全球公认性及分类明确性为 DR 智能诊断系统的研发提供了统一标准与基础,所以更多的研究者及研究机构将目光投向了这一领域。基于 OCT 图像的 AI 已经应用于 DR 筛查、病变分割、高反射亮斑与硬性渗出的关系分析等。

一、糖尿病性视网膜病变筛查

近年来,机器学习和卷积神经网络方法逐渐应用于基于图像数据的糖尿病性视网膜病变筛查及分级任务。根据国际临床糖尿病性视网膜病变分级标准(International Clinical Diabetic Retinopathy Disease Severity Scale,ICDRD),目前的糖尿病性视网膜病变分为五个等级:健康(无明显视网膜病)、轻度 DR、中度 DR、重度 DR 和增生期 DR。目前大多数分类任务采用眼底图像作为数据集。Abramoff 等基于眼底图像使用多阶段模型融合了多种 DR 区域的深度特征以完成 DR 分类任务。考虑到多阶段模型包含多个区域分割和特征提取步骤,会给模型带来次优化影响。为了使网络更加关注视网膜的病变及信息较多区域,Wang 等将注意力机制引入分级网络,使网络更加关注区分性较大的区域。近年来基于 OCT 图像的 DR 分类任务研究也日渐增多。利用三维 OCT 数据筛查 DR 可以看作体数据分类问题。Fang 等基于像素级标签利用一个病变区域检测网络生成软注意力图,将其融入分类网络以充分利用病变区域的局部信息。Kermany 等应用 Inception V3 结构网络将 B 扫描图像分为四类。Rasti 等提出了一种基于专家集合模型的多尺度混合方法区分正常视网膜、糖尿病性黄斑水肿(DME)和年龄相关性黄斑变性(AMD)。Wang 等提出了一种不确定性估计的弱监督深度学习算法,将不确定性评价机制引入多示例学习。Holmberg 等以自监督方式编码两种模态数据(OCT、CFP)之间的共享信息,在 DR 分类任务上的表现优于单独训练的分类器。

但基于 DL 的 DR 筛查需要大量带有标注信息的训练数据,为了降低标注的成本,本团队提出了一种基于多任务自监督和对比学习的半监督视网膜病变筛查模型。模型的完整架构如图 4-3-1 所示,其中自监督任务包括旋转识别、拼图恢复和对比学习,该模型可以从少量有病变标签的 SD-OCT 图像和大量无病变标签的 SD-OCT 图像中学到有效的图像表示。为了验证所提模型的有效性,采用了一个公共数据集 OCT-IBDL 和两个私有数据集 OCT-HE4

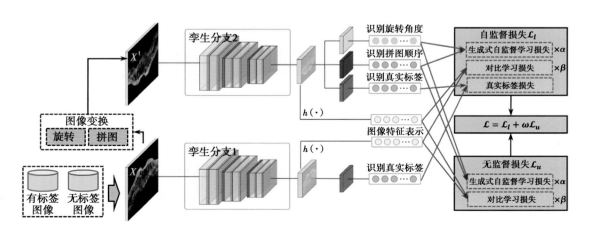

图 4-3-1　基于多任务自监督和对比学习的半监督视网膜病变筛查模型

和 OCT-LE5 进行性能测试。OCT-IBDL 是一个公共的 SD-OCT 分类数据集，它包含四个类别，分别是正常视网膜（normal）、CNV、玻璃疣（drusen）和糖尿病性黄斑水肿（DME）。OCT-IBDL 训练集一共包含 108 309 幅 SD-OCT B 扫描图像，测试集包含 1 000 幅 SD-OCT B 扫描图像。OCT-HE4 和 OCT-LE5 由江苏省人民医院眼科提供，包含两个类别，即正常视网膜（normal）和异常视网膜（abnormal），其中异常视网膜包含多种视网膜病变。OCT-HE4 内的图像为高分辨率，尺寸为 1 024 像素 ×1 024 像素，OCT-LE5 内的图像为低分辨率，尺寸为 1 024 像素×512 像素。评估半监督方法的标准方式为只利用 10% 的标签样本并将其余所有样本作为无标签样本，并进一步考虑了更加极限的情况，即只使用 1% 的标签样本。我们的模型在上述三个数据集上只使用 10%/1% 标签时的分类精度分别为 93.6%/82.6%、92.6%/81.3% 和 92.2%/81.1%。如果采用 100% 的标签数据训练模型，在三个数据集上的分类精度分别为 96.2%、94.9% 和 95.5%。研究结果表明，所提出的模型能够对 DR 等常见视网膜病变进行准确且快速的筛查，为减轻眼科医生的临床工作、提升工作效率提供了帮助。

二、糖尿病性黄斑水肿分割

糖尿病性黄斑水肿可以出现在糖尿病性视网膜病变的任何阶段，是威胁视力的主要原因。通过囊样水肿的形态、大小可以判断视网膜病变的严重程度；通过水肿的变化，判断疾病的治疗的效果及预后。尽管眼科医生可以通过 OCT 图像诊断出患者是否患有囊样水肿，但是对病变区域进行定量的分析非常困难，医生需要手动地在每张眼底 OCT 片上标记出囊样水肿的区域且容易出错，另外每位患者的 OCT 眼底数据都非常多，这些工作无疑是耗时耗力的。因此，特别需要一种自动算法能够分割出囊样水肿区域，并提供囊样水肿的体积等参数，为后期临床诊断和治疗提供定量分析。

Quellec 等在 2010 年提出了一种对视网膜层纹理的三维分析方法，该方法可以识别黄斑 SD-OCT 图像中的积液区域。Zheng 等人首先分割出图像中所有的低反射区域作为候选区域，然后对候选区域进行预处理、粗分割、细分割、定量分析来自动分割视网膜内积液（IRF）和视网膜下积液（SRF）。2015 年，Xu 等人在 OCT 图像中使用分层采样策略对 IRF 和 SRF 进行了很好的分割。2018 年，我们团队提出了一种无监督的 blob 分割算法，用于 SD-OCT 图像中 SRF 的分割。基本思想是首先利用 SRF 反射率低于周边正常组织的特性生成粗略的 SRF 候选区域，然后采用窄带水平集优化分割边界。来源于 12 例患者的 23 个 SD-OCT 体数据的试验结果表明：我们的算法的分割精度能够得到 94.35% 的 Dice 相似性系数。我们团队还提出了一种基于眼底投影图像引导的视网膜神经上皮层脱离（NRD）两阶段分割方法，该方法首先通过眼底投影图像大致确定 NRD 的范围，然后通过水平集方法在 B 扫描图像上精确分割 NRD。图 4-3-2 为眼底投影图像分割流程图，基于眼底分割结果可以限定 NRD 在三维 SD-OCT 上的大致范围。试验采用 31 个中心性浆液性脉络膜视网膜病变（central serous chorioretinopathy，CSC）患者的 31 个体数据进行算法验证，试验数据是黄斑区 6mm×6mm 的 SD-OCT 图像。试验结果表明,我们所提的方法能够获得 94.3% 的真阳性率、0.97% 的假阳性率和 93.6% 分割正确率。图 4-3-3 展示了一个同时带有 NRD 和 PED 的视网膜下积液分割实例,该方法可以通过眼底投影图像的分割结果区域 NRD 和 PED,因为 PED 在 RPE 下方,所以在视网膜层厚度投影图上表现为高亮区域,与 NRD 区域亮度具有明显差异。图 4-3-4 通过二维和三维的方式展示了更多的分割结果。

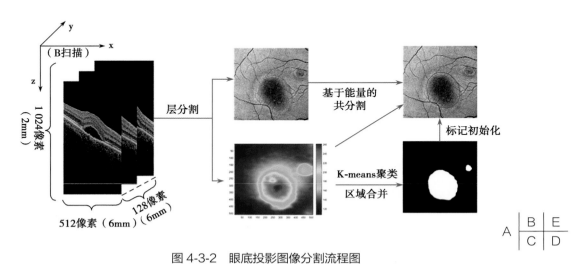

图 4-3-2　眼底投影图像分割流程图

A. SD-OCT 体数据;B. 眼底投影图像;C. 视网膜层厚度图;D. 初始分割标记;E. 分割结果

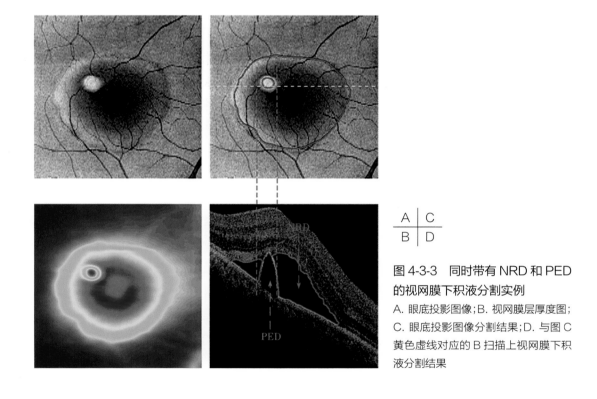

图 4-3-3　同时带有 NRD 和 PED 的视网膜下积液分割实例

A. 眼底投影图像;B. 视网膜层厚度图;C. 眼底投影图像分割结果;D. 与图 C 黄色虚线对应的 B 扫描上视网膜下积液分割结果

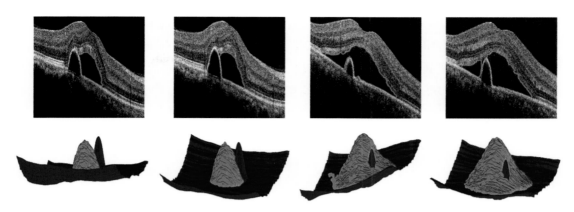

图 4-3-4　视网膜下积液分割结果

第一行中的红色曲线为 NRD 分割结果在 B 扫描上的展示,第二行为对应三维分割结果可视化显示

随着 DL 的发展,越来越多的研究者采用 DL 技术分割视网膜下积液。Roy 等采用全卷积深度架构 ReLayNet 同时分割视网膜层和视网膜下积液(SRF),这是第一次在视网膜层和积液分割任务中使用全卷积神经网络。除 ReLayNet 外,3D U-Net 也被用来分割 OCT 图像中的病变。2018 年,Venhuizen 等人提出了基于 U-Net 的两阶段全卷积神经网络,第一阶段网络提取视网膜区域特征,第二阶段网络结合前一阶段提取的视网膜信息进行水肿分割。2020 年,Liu 等人利用多尺度输入、多尺度侧输出和双重关注机制,提出了一种增强的嵌套 U-Net 架构(MDAN-UNet),在多层分割和多积液分割中显示了良好的性能。我们团队提出了一种用于 NRD 分割的新颖残差多重金字塔池化网络(RMPPNet),模型架构如图 4-3-5 所示。该网络可以捕获更大感受野的多尺度图像特征,从而更好地处理 NRD 分割普遍存在的 NRD 尺寸变化大、对比度低和边界模糊等问题,在 3 个数据集共 37 例患者的 68 个体数据上的试验结果表明,我们所提的方法在 3 个数据集上的 Dice 相似性系数都超过了 90%。图 4-3-6 显示了我们的方法的分割结果与手动分割结果之间的比较,可以看出,我们的方法对于不同大小和不同形状的 NRD 都能得到很好的分割结果,甚至对于左下方边界很弱的 NRD 也能准确地找到 NRD 边界。

三、视网膜高反射亮斑分割

高反射亮斑(HRF)的存在和数量与视网膜疾病的进展可能相关,DME 中的 HRF 随着黄斑水肿的减轻可以逐渐消退,在经过黄斑区光凝治疗和抗 VEGF 治疗后的 DME 患者中均可以观察到 HRF 的减少,因而可作为检测疾病和监测进展的一个指标。手工分割和量化 HRF 容易出错且需要大量人力。考虑到时间的限制和手工操作的烦琐,自动化方法将比手工方法更适合这种定量工具。然而,由于缺乏有效的定量评估 HRF 的工具,眼科医生无法评估 HRF 的数量与体积。一种高效的提取 HRF 体积的定量工具可能为眼科医生选择更好的治疗策略指标铺平道路。

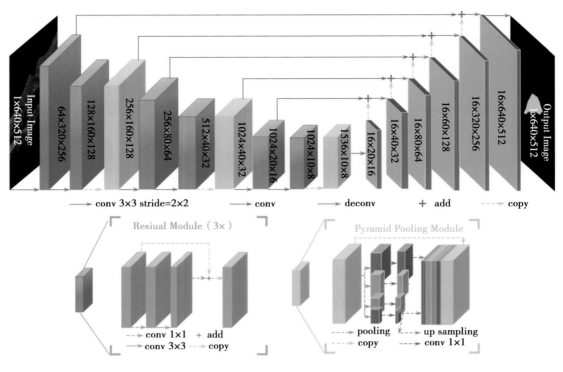

图 4-3-5　RMPPNet 模型

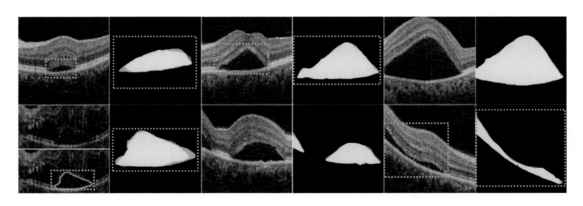

图 4-3-6　模型分割结果

B 扫描旁的黑色背景图为与绿色虚线框相对应的局部放大图,其中的黄色区域为正确分割区域,绿色和红色区域分别为欠分割和过分割区域

　　目前,国内外直接针对高反射亮斑的研究较少,大多是提取眼底图像中的硬性渗出。例如,Saha 等人提出了一种基于模糊 C 均值(FCM)聚类来分割候选区域的定位方法,利用贝叶斯和支持向量机等机器学习算法对亮斑和暗斑进行分类。我们团队基于 OCT 视网膜图像开展了一系列亮斑分析工作,提出了一种基于改进的区域生长图像分割(grow-cut)的亮斑自动分割方法和一种基于组件树和 FCM 的亮斑分割方法。图 4-3-7 为一幅含有亮斑的糖尿病性视网膜病变 SD-OCT 图像,由图可知,亮斑主要位于 IS-OS 上方的视网膜区域,亮

斑区域大小差异很大,亮斑的边界模糊,亮斑内部亮度不一致,亮斑相较于周边区域亮度更高。我们采用 FCM 聚类找到亮斑所在的感兴趣区域,然后采用组件树在感兴趣区域内搜索局部高亮区域作为最终的亮斑区域。研究纳入 40 个糖尿病性视网膜病变患者的 40 个三维体数据用于测量所提方法的有效性,试验结果表明,我们的方法在 NPDR、PDR 和 DME 上的 Dice 相似性系数分别为 69.7%、70.31% 和 71.3%。图 4-3-8 为一幅亮斑分割结果实例,显

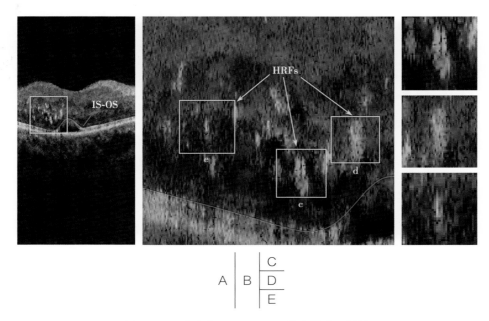

图 4-3-7　亮斑在 SD-OCT 图像中的表现特性

A. 含有亮斑的糖尿病性视网膜病变 B 扫描图像;B. 图 A 中黄色矩形区域的局部放大;C~E. 图 B 中黄色矩形框标记的三个具有不同特性的亮斑区域(c~e)对应的局部放大显示

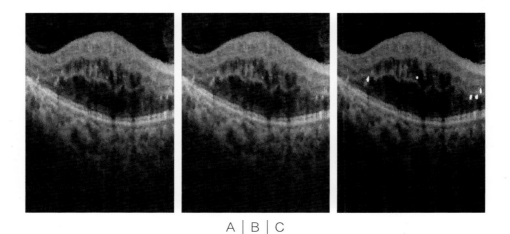

图 4-3-8　基于组件树方法的亮斑分割结果

A. 原图;B. 手动分割"金标准";C. 自动分割结果

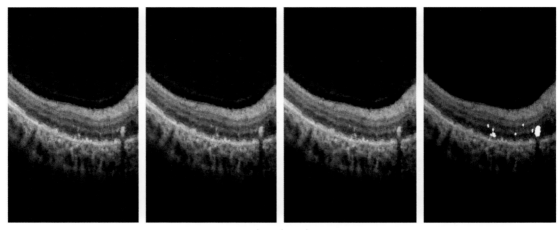

A | B | C | D

图 4-3-9　亮斑分割结果比较

A. 原图；B. 手动分割"金标准"；C. grow-cut 方法分割结果；D. 组件树方法分割结果

示该方法对于很小的亮斑也能较准确地分割。图 4-3-9 为两种传统方法的分割结果比较，基于 grow-cut 的分割方法存在分割不完整和细小亮斑漏分割的问题。

　　由于传统方法过程复杂，且依赖人工提取的特征，结果不够鲁棒。因此，我们团队又提出了一种基于改进 GoogLeNet 网络的高反射亮斑分割方法和一种基于图像增强和改进 3D U-Net 的高反射亮斑自动分割方法，图 4-3-10 为分割总体框图。方法中的亮斑增强图像是采用我们团队提出了基于空间域和变化域相结合的亮斑增强方法得到的，增强算法流程见图 4-3-11。通过联合增强图像和原始图像，可以克服光照不均匀对亮斑分割的影响，另外，通过空洞卷积替换 3D U-Net 编码器路径最后一层的标准三维卷积，可以提升网络的特征提

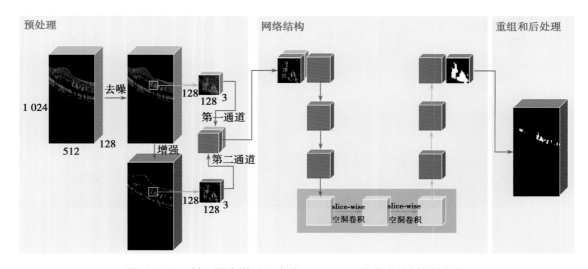

图 4-3-10　基于图像增强和改进 3D U-Net 的亮斑分割总体框架

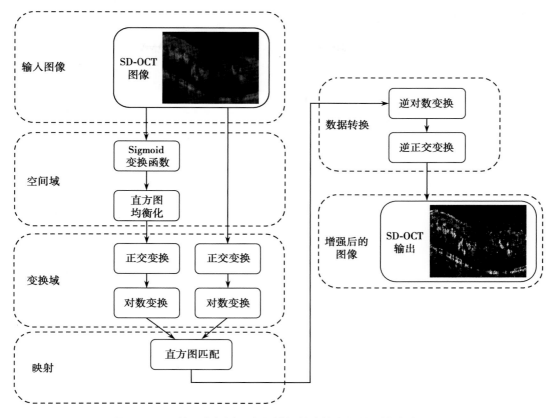

图 4-3-11　基于空间域和变化域相结合的亮斑增强算法流程图

取能力。通过 27 例糖尿病性视网膜病变患者的 33 个 SD-OCT 体数据验证表明,我们的方法能分别得到 72.68% 和 68.89% 的平均精确率和平均召回率。图 4-3-12 给出了我们的方法与传统 3D U-Net 的分割结果比较。在病变严重的情况下,3D U-Net 存在更多欠分割和过分割问题,而空洞卷积使得我们的网络能获得多尺度和远程信息,所以,我们的网络能够分割大小不一的高反射信号,区分不同的病变,比起 3D U-Net 能够获得更好的分割结果。

　　本团队利用 SD-OCT 糖尿病性视网膜病变图像和对应的彩色眼底图像分析了高反射亮斑与硬性渗出的相关性。基于 33 只眼(其中 14 只眼来自 11 位患有 NPDR 的患者,19 只眼来自 15 位患有 PDR 的患者)的统计试验结果可知:①SD-OCT 图像中那些小的高反射信号并不能在眼底图像中观察到;②随着时间推移,高反射信号可能会慢慢堆积成大的、厚的、可视化的病灶,然后演变成硬性渗出,此外高反射信号与硬性渗出的灰度分布很相似,说明它们有着相同的病理或有着相同的来源;③高反射信号可有助于非专业临床医生对糖尿病性视网膜病变的早期检测和诊断治疗。图 4-3-13 展示了 SD-OCT B 扫描图像与配准后的眼底图像结合分析的过程。高反射信号主要出现在外核层(ONL)和外丛状层(OPL),不过也有小的目标可能出现在内核层(INL)和内丛状层(IPL)。在 B 扫描图像中,纵向高度比较大

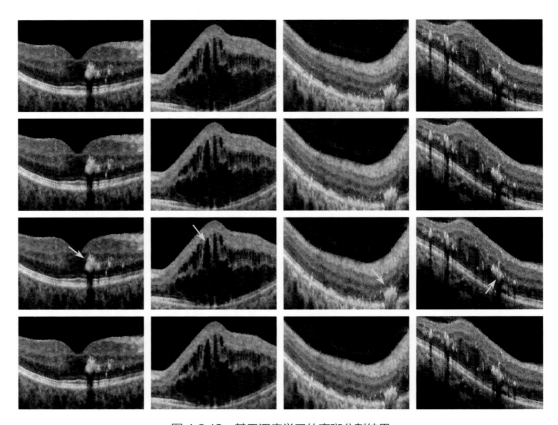

图 4-3-12　基于深度学习的亮斑分割结果

（从上至下）每行分别为去噪图像、"金标准"、3D U-Net 的结果、我们方法的结果。黄色箭头代表欠分割区域

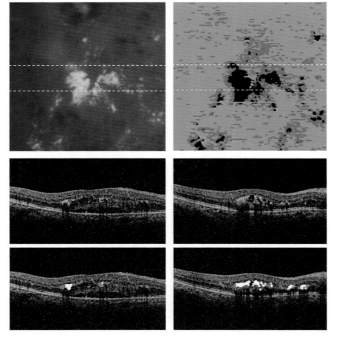

A	B
C	D

图 4-3-13　SD-OCT B 扫描图像与配准后的彩色眼底图像组合分析

A. 配准后裁剪得到的彩色眼底图像，图中的高亮区域为硬性渗出；B. 眼底图像中硬性渗出和 SD-OCT 图像中的高反射信号比较图，黑色区域为两者共有的硬性渗出，绿色区域为眼底图像中的硬性渗出而 SD-OCT 图像没有，红色区域为 SD-OCT 图像中的高反射信号，而在对应的眼底图像中无法找到；C,D. 某两帧图像，分别对应图 A 和 B 中的白色和黄色虚线，其中粉红色和白色区域分别代表高反射信号和硬性渗出

的高反射信号在外核层和外丛状层的边界上堆积,它们基本上属于硬性渗出。

OCT 诊断技术的发展使进一步理解视网膜的细微结构成为可能。动辄数百万形态学数据集的数字图像需要便捷、快速地给出需要的信息,利用 AI 进行综合分析是必由之路。随着研究的深入,ML/DL 的总体潜力包括疾病筛查、诊断分级和治疗指导,还包括疾病活动性的自动检测、患者随访、预后预测、疗效评估和决策等,这将使个性化保健和大规模管理成为可能,并在极大减轻眼科医生工作负担的同时提供高质量的医疗服务。

(计江东　黄军龙)

参考文献

1. 中华医学会眼科学会眼底病学组. 我国糖尿病视网膜病变临床诊疗指南(2014 年). 中华眼科杂志,2014, 11:851-865.

2. Early Treatment Diabetic Retinopathy Study Research Group. Grading diabetic retinopathy from stereoscopic color fundus photographs-an extension of the modified Airlie House classification. ETDRS report number 10. Ophthalmology,1991,98(5 Suppl):S786-S806.

3. WILKINSON C P,FERRIS F L 3RD,KLEIN R E,et al. Proposed international clinical diabetic retinopathy and diabetic macular edema disease severity scales. Ophthalmology,2003,110:1677-1682.

4. WANG Y,YANG J,YANG J,et al. Progress of artificial intelligence in diabetic retinopathy screening. Diabetes metabolism research and reviews,2021,37(5):e3414.

5. PANOZZO G,CICINELLI M V,AUGUSTIN A J,et al. An optical coherence tomography-based grading of diabetic maculopathy proposed by an international expert panel:The European School for Advanced Studies in Ophthalmology classification. Eur J Ophthalmol,2020,30(1):8-18.

6. SARHAN M H,NASSERI M A,ZAPP D,et al. Machine learning techniques for ophthalmic data processing: A review. IEEE J Biomed Health,2020,24(12):3338-3350.

7. ABRÀMOFF M D,LOU Y,ERGINAY A,et al. Improved automated detection of diabetic retinopathy on a publicly available dataset through integration of deep learning. Invest Ophth Vis Sci,2016,57(13):5200-5206.

8. WANG Z,YIN Y,SHI J,et al. Zoom-in-net:Deep mining lesions for diabetic retinopathy detection. Medical image computing and computer assisted intervention(MICCAI),2017:267-275.

9. FANG L,WANG C,LI S,et al. Attention to lesion:Lesion-aware convolutional neural network for retinal optical coherence tomography image classification. IEEE T Med Imaging,2019,38(8):1959-1970.

10. WANG X,TANG F,CHEN H,et al. UD-MIL:Uncertainty-driven deep multiple instance learning for OCT image classification. IEEE J Biomed Health,2020,24(12):3431-3442.

11. HOLMBERG O G,KÖHLER N D,MARTINS T,et al. Self-supervised retinal thickness prediction enables deep learning from unlabelled data to boost classification of diabetic retinopathy. Nature machine intelligence,2020,2(11):719-726.

12. ZHANG Y H,LI M C,JI Z X,et al. Twin self-supervision based semi-supervised learning(TS-SSL):Retinal

anomaly classification in SD-OCT images. Neurocomputing,2021,462:491-505.

13. ZHENG Y,SAHNI J,CAMPA C,et al. Computerized assessment of intraretinal and subretinal fluid regions in spectral-domain optical coherence tomography images of the retina. Am J Ophthalmol,2013,155（2）: 277-286.

14. JI Z,CHEN Q,WU M,et al. Beyond retinal layers:A large blob detection for subretinal fluid segmentation in SD-OCT images. //FRANGI A F,SCHNABEL J A,Davatzikos C,et al. Medical image computing and computer assisted intervention – MICCAI. Cham:Springer,2018:372-380.

15. WU M L,CHEN Q,HE X J,et al. Automatic subretinal fluid segmentation of retinal SD-OCT images with neurosensory retinal detachment guided by enface fundus imaging. IEEE Trans Biomed Engineering,2018, 65（1）:87-95.

16. LIU W,SUN Y,JI Q. MDAN-UNet:Multi-scale and dual attention enhanced nested U-net architecture for segmentation of optical coherence tomography images. Algorithms,2020,13（3）:60-76.

17. LEE H,LEE J,CHUNG H,et al. Baseline spectral domain optical coherence tomographic hyperreflective foci as a predictor of visualoutcome and recurrence for central serous choroidoretinopathy. Retina,2015,36 （7）:1-9.

18. YANG J,JI Z X,NIU S J,et al. RMPPNet:Residual multiple pyramid pooling network for subretinal fluid segmentation in SD-OCT images. OSA Continuum,2020,3（7）:1751-1769.

19. YU C,XIE S,NIU S,et al. Hyper-reflective foci segmentation in SD-OCT retinal images with diabetic retinopathy using deep convolutional neural networks. Medical physics,2019,46（10）:4502-4519.

20. OKUWOBI I P,SHEN Y,LI M,et al. Hyperreflective foci enhancement in a combined spatial-Transform domains for SD-OCT images. Translational vision science & technology,2020,9（3）:19.

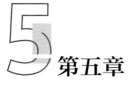

第五章

人工智能分析 OCT/OCTA 图像
在视网膜静脉阻塞诊疗中的应用

视网膜静脉阻塞（retinal vein occlusion，RVO）是一类因视网膜静脉回流障碍引起的视网膜血管闭塞性疾病，是仅次于糖尿病性视网膜病变的第二大常见视网膜血管疾病。按血管阻塞发生部位可分为以下两种类型：视网膜中央静脉阻塞（central retinal vein occlusion，CRVO）和视网膜分支静脉阻塞（branch retinal vein occlusion，BRVO）。CRVO 患者的静脉血栓一般发生在视神经筛板水平或之后。BRVO 患者的静脉血栓一般发生在动静脉交叉处。不同类型的 RVO 眼底可表现为静脉扩张、出血、血管淤滞、黄斑水肿、棉绒斑及不同程度的视网膜缺血，最常见的临床症状是无痛性视力下降，而黄斑水肿是影响视力下降的主要原因。相干光断层成像（optical coherence tomography，OCT）能够清晰地显示黄斑区视网膜细微结构，对 RVO 患者黄斑区各组织层次结构的定性、定量分析可以指导其临床治疗和预测RVO 患者视力预后。

第一节　视网膜静脉阻塞概述

（一）视网膜中央静脉阻塞（CRVO）

1. **发病机制和临床表现**　发病机制一般认为：视神经筛板区变得明显狭窄，神经纤维拥挤，对视网膜中央静脉产生压力，此外，筛板处视网膜中央动脉（central retinal artery，CRA）和视网膜中央静脉（central retinal vein，CRV）位置最靠近，因而阻塞多在筛板或紧邻其后部位的 CRV 内，大多为血栓形成。

患者可处于各年龄段。多为单眼发病，视力不同程度下降。眼底表现特点为各象限的视网膜静脉纡曲扩张，视网膜内出血呈火焰状，沿视网膜静脉分布。视盘和视网膜水肿，黄斑区尤为明显。根据临床表现和预后可分为缺血型和非缺血型。

缺血型病变及预后较非缺血型要严重。缺血型病例部分视力下降严重，患眼瞳孔对光反射表现为相对性传入瞳孔障碍，视网膜内大量出血，大血管旁有棉绒斑，视网膜静脉纡曲扩张，严重时呈腊肠状，部分视网膜及血管被出血掩蔽，甚至出血进入视网膜前或玻璃体（图 5-1-1）。

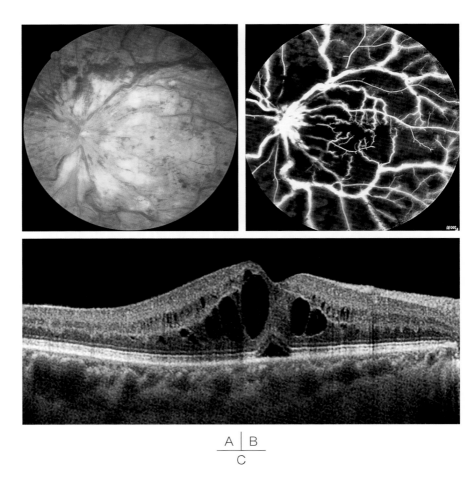

A | B
C

图 5-1-1　缺血型 CRVO
A. 眼底彩照;B. 荧光素血管造影图像;C. 黄斑部 OCT 图像

　　非缺血型病例症状较轻,未累及黄斑时患者可无或仅有轻度视力下降,眼底则仅沿血管散在浅层出血,直至周边部,静脉充盈纡曲。但病程较长者黄斑区较大范围可出现黄斑水肿或黄白色星芒状硬性渗出,则视力明显下降、视物变形。约 1/3 非缺血型患者可发展为缺血型,故对非缺血型患者应密切随访观察(图 5-1-2)。

　　2. 治疗　对 CRVO 患者,应查找全身病因,治疗系统性疾病,眼局部重点在预防和治疗并发症。针对黄斑水肿,可玻璃体腔内注射激素或抗 VEGF 药物。定期应用造影检查周边视网膜情况,若有无灌注区形成,可行周边视网膜光凝;对缺血型 CRVO,应行全视网膜光凝,防治眼新生血管性并发症。

　　(二)视网膜分支静脉阻塞(BRVO)

　　1. 发病机制和临床表现　发病机制一般认为:视网膜动静脉交叉处,增厚硬化的动脉壁对静脉的压迫为主要原因;其次为局部和全身炎症诱发。

　　患眼视力不同程度下降。阻塞点多见于静脉第一至第三分支的动静脉交叉处,黄斑

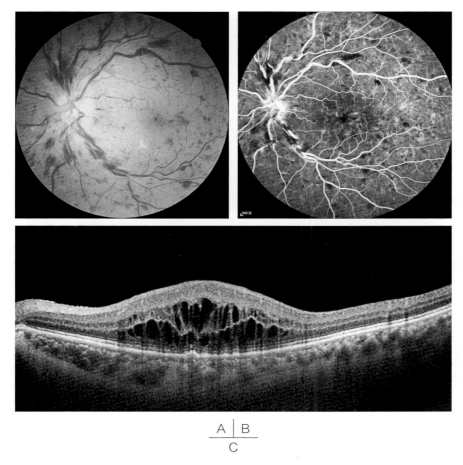

A | B
C

图 5-1-2　非缺血型 CRVO
A. 眼底彩照;B. 荧光素血管造影图像;C. 黄斑部 OCT 图像

小分支静脉也可发生阻塞。颞侧分支阻塞常累及黄斑,造成黄斑水肿,导致视力严重下降。OCT 可以观察并定量测量黄斑水肿程度。

　　根据眼底荧光素血管造影(fundus fluorescein angiography,FFA)检查,BRVO 也可分为:①非缺血型:阻塞区毛细血管扩张渗漏,在阻塞支静脉近端与远端之间侧支形成,半侧静脉阻塞眼的侧支位于视盘。无明显毛细血管无灌注区形成(图 5-1-3)。②缺血型:有大片毛细血管无灌注区(>5 个视盘直径),甚至累及黄斑区,视力预后差(图 5-1-4)。该型 BRVO 发病 3~6 个月以后易出现视网膜新生血管,进而引发玻璃体积血,甚至牵拉性/孔源性视网膜脱离。

　　2. **治疗**　首先应针对全身病进行病因治疗。如有血管炎症,可使用糖皮质激素治疗。对 BRVO 黄斑水肿者,玻璃体腔内注射抗 VEGF 药物或激素可有效缓解水肿。视网膜存在大面积无灌注区或新生血管时,应行阻塞区视网膜光凝,可预防新生血管的产生或促使新生血管萎缩消退。发生玻璃体积血不能吸收和/或视网膜脱离时,宜行玻璃体切除术和眼内光凝。

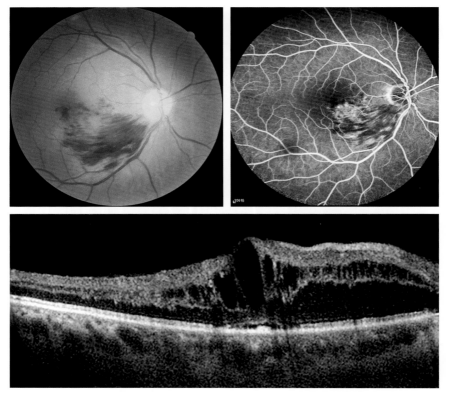

A | B
C

图 5-1-3　非缺血型
BRVO
A. 眼底彩照；B. 荧光
素血管造影图像；C. 黄
斑部 OCT 图像

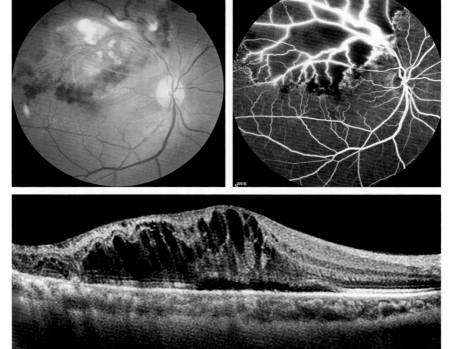

A | B
C

图 5-1-4　缺 血 型
BRVO
A. 眼底彩照；B. 荧光
素血管造影图像；C. 黄
斑部 OCT 图像

第二节 OCT 和 OCTA 在 RVO 诊疗上的运用价值及其影像标志物

通过 FFA 能够明确发现病变范围、血管渗漏、无灌注区及新生血管等情况,但其不能发现极少量的视网膜下积液,也不能定量测定黄斑区视网膜厚度的改变,且为有创性检查,可导致过敏等严重并发症发生,因此不宜多次操作,不适宜检测有严重过敏和心血管疾病的患者。而 OCT 近年来在眼科界得到广泛的应用,其能够在活体上获得类似于眼组织病理改变的图像,可定量测量视网膜的厚度,具有分辨率高、成像快、无创伤等特点,并且可以对视网膜动态病变过程进行跟踪观察,在显示受累黄斑厚度方面更为直观。在迄今为止的大型临床试验中,OCT 是评价中央视网膜厚度(central retinal thickness,CRT)的唯一标准。

通过 OCT 可清晰地观察黄斑区视网膜各层的情况,具体可通过测量视网膜内液(intraretinal fluid,IRF),视网膜下液(subretinal fluid,SRF)或色素上皮脱离(pigment epithelial detachment,PED)等形态学特征(图 5-2-1),从而更精确地判断临床治疗方案及诊疗效果。IRF 病变区域常出现在内界膜(internal limiting membrane,ILM)和椭圆体带(inner segment/outer segment,IS/OS)之间,因其是 Müller 细胞层受损引起,从而形态表现为纵向排列的囊样改变。SRF 病变区域常出现在 IS/OS 和视网膜色素上皮层(retinal pigment epithelium,RPE)之间,因其是毛细血管层的损伤,血管内皮受损,通透性增加,从而形态学上表现为透明或富含脂质的渗出物的囊样改变。RVO 多见于以上两种。PED 表现为 RPE 与 Bruch 膜(Bruch's membrane,BM)脱离,一般为病程时间过长,脉络膜新生血管的出血渗出导致,在 RVO 较少见。

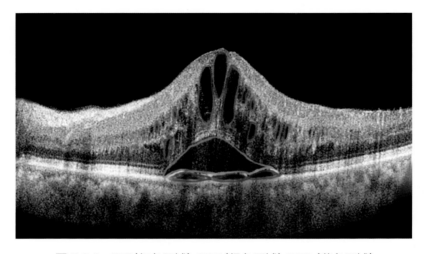

图 5-2-1 IRF(红色区域),SRF(绿色区域),PED(蓝色区域)

OCT 血流成像（OCTA）作为一种新型无创检测视网膜微血管变化的成像技术,能够提供三维成像,可直观地研究血管形态,并且能够对其进行精确的定性和定量分析。有研究发现,RVO 黄斑区拱环改变,即黄斑中心凹无血管区面积（foveal avascular zone,FAZ）增大和毛细血管损伤,浅层毛细血管丛（superficial capillary plexus,SCP）扩张、增粗,深层毛细血管丛（deep capillary plexus,DCP）闭塞且范围扩大,而且 DCP 变化早于 SCP。还有研究发现,89% 的 CRVO 患者可出现视盘水肿和视盘表面血管改变,可通过 OCTA 全面观察到视盘表面毛细血管扩张,以及视盘水肿的程度,从而为后续治疗提供良好的依据。

一、视网膜静脉阻塞 OCT 图像标志物

（一）黄斑海绵状水肿

OCT 图像上表现为黄斑部呈视网膜海绵状水肿（图 5-2-2,白色三角）,视网膜内均匀低信号（图 5-2-2）。

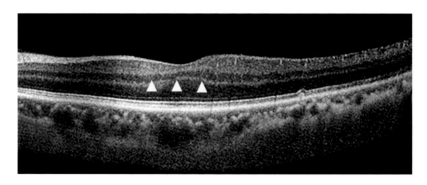

图 5-2-2　黄斑海绵状水肿

（二）黄斑囊样水肿

OCT 图像上表现为低信号的视网膜内囊样空间（图 5-2-3,白色箭头）和高信号的隔膜,可将黄斑区视网膜囊腔状隔开（图 5-2-3）。

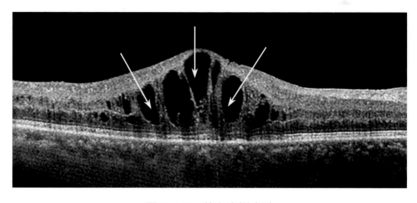

图 5-2-3　黄斑囊样水肿

（三）黄斑区囊性水肿伴神经上皮浆液性脱离

OCT 图像上表现为视网膜内囊样空间（图 5-2-4，白色箭头）和高信号的隔膜，可将黄斑区视网膜囊腔状隔开；合并视网膜的浅脱离以及神经上皮层和色素上皮层之间的光学透明区域（图 5-2-4，白色圆点）。

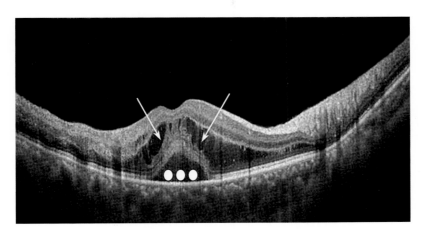

图 5-2-4　黄斑区囊性水肿伴神经上皮浆液性脱离

（四）黄斑区海绵状水肿伴神经上皮浆液性脱离

OCT 图像上表现为黄斑部呈视网膜海绵状水肿（图 5-2-5，白色三角），视网膜内均匀低信号；合并视网膜的浅脱离以及神经上皮层和色素上皮层之间的光学透明区域（图 5-2-5，白色圆点）。

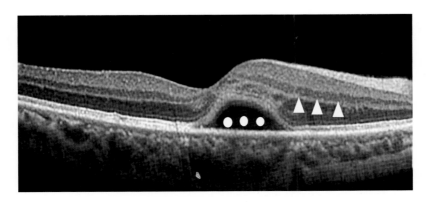

图 5-2-5　黄斑区海绵状水肿伴神经上皮浆液性脱离

（五）OCT 图像上的视网膜静脉阻塞视盘周的影像标志物

由 RVO 继发的视盘水肿在 OCT 图像上表现为视盘凹陷消失，呈现增厚且形态不规则的强信号，如图 5-2-6。

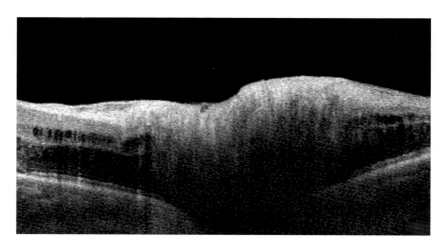

图 5-2-6　视盘水肿

二、视网膜静脉阻塞 OCTA 图像标志物

RVO 患者 OCTA 图像上可检测到黄斑区拱环即黄斑中心凹无血管区面积（FAZ）改变：①视网膜浅层黄斑区拱环变形、破坏甚至消失（图 5-2-7，红色圆区域），可见拱环下部视网膜毛细血管闭塞的无灌注区（图 5-2-7，绿色箭头区域）；②深层黄斑区拱环周围毛细血管网闭塞范围较视网膜浅层更大（图 5-2-7）。视盘 OCTA 上改变表现为视盘表面血管增粗、扩张，可见毛细血管毛刷样扩张（图 5-2-8，红色箭头）。

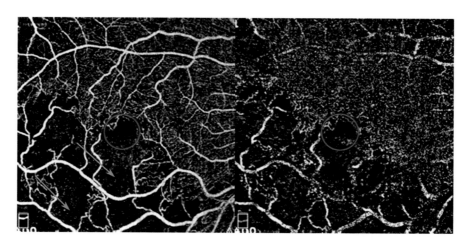

图 5-2-7　RVO 患者 OCTA 图像上黄斑区拱环改变

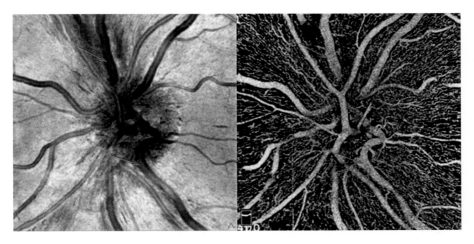

图 5-2-8　RVO 患者 OCTA 图像上视盘改变

第三节　人工智能分析 OCT/OCTA 图像
辅助视网膜静脉阻塞诊断

　　随着大数据时代的到来,深度学习(deep learning,DL)技术尤其是卷积神经网络(convolutional neural network,CNN)在图像的分类、分割、检测等许多任务中相对较成熟地运用,该技术也广泛应用于眼科。近年来,各国学者将眼底彩照、眼前节彩照、OCT 及静态视野等眼科影像学图像进行处理,应用 DL,在糖尿病性视网膜病变分型、青光眼筛查、早产儿视网膜病变筛查、先天性白内障诊疗方案、黄斑水肿的治疗和湿性年龄相关性黄斑变性诊疗决策等方面都有详细的报道。然而目前,AI 在 RVO 诊断方面的研究报道较少。有学者采用 AI 技术对 56 个 RVO 患者的 5667 幅黄斑水肿的 OCT 图像进行 IRF、SRF 和 PED 的自动检测和分割。OCT 图像经过专家 1 和专家 2,标注出这三种液体的位置,然后两者标注的重叠区域作为最终的三种液体的位置(图 5-3-1)。该数据集通过医学图像处理国际会议上的挑战赛(RETOUCH)形式发布,全球共 8 个团队参加了该赛事,包括本研究团队。所有参赛团队主要采用 DL 技术进行检测和分割,最终本团队在 RVO 数据集上的平均检测和分割精度即 Dice 相似系数(dice similarity coefficient,DSC)分别为 0.93 和 0.75。最近有学者通过建立 Visual Geometry Group(VGG)-16DNN 模型,将 322 张来自确诊 RVO 患者和健康者的 OCTA 图像输入该模型,将图像进行统一处理,分为训练组、验证组及测试组,通过训练得到一个 DL 模型用于 RVO 的诊断。该模型可自动检测出 FAZ 和无灌注区,并对输入的 OCTA 图片进行分类。其主要是通过识别 FAZ 和无灌注区域的图像来判断 RVO 的诊断。该 DL 模型的敏感度为 93.7%,特异度为 97.3%,AUC 值为 0.987;其利用自动分割的 OCTA 图像,能够准确区分 RVO 患者和正常健康眼,这为 AI 在未来自动诊断眼病提供了可能。

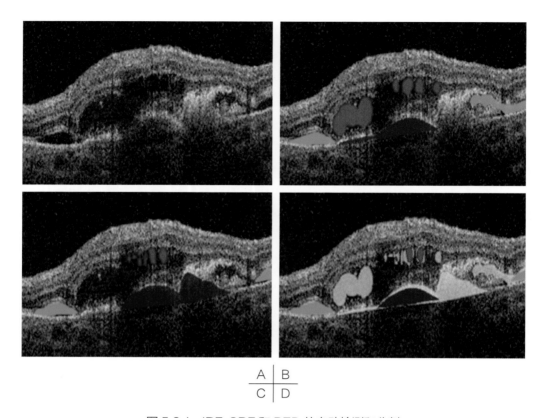

A | B
C | D

图 5-3-1　IRF、SRF 和 PED 的自动检测和分割

A. OCT 原图;B,C. 分别为专家 1 和专家 2 的标注结果;D. 两位专家标注结果的叠加。图像中红色为 IRF,
绿色为 SRF,蓝色为 PED,青色为非重叠区

第四节　人工智能分析 OCT/OCTA 图像
辅助视网膜静脉阻塞治疗

　　利用 AI 深度学习技术自动探测并定量分析 RVO 引起的黄斑水肿患者的 OCT 结果已经写入 2019 年欧洲视网膜协会发布的 RVO 指南中,有关 RVO 黄斑水肿的诊断与治疗已可以借助 AI 进行。目前黄斑水肿主要是玻璃体腔内注射,包括抗 VEGF 药物和抗炎药物治疗。目前有大量关于 DL 在各种疾病诊断和分类的文献报道,而关于其在治疗中的运用的报道特别少。

　　有学者研究了黄斑水肿患者运用玻璃体腔注射抗 VEGF 药物后,用改进的 ResNet-50 模型预测抗 VEGF 药物对患者的疗效的报道。该研究使用了一种基于迁移学习的方法,在给药前通过 OCT 图像自动预测抗 VEGF 药物的疗效。该方法由图像预处理、数据增强和基于卷积神经网络的迁移学习组成(图 5-4-1),预测的 AUC 值可达 0.8 以上。同时,该研

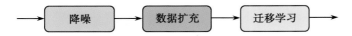

图 5-4-1　构建预测模型的工作流程

首先对 OCT 图片降噪,然后对数据通过不同的方式进行数据扩充,最后,
利用增强后的 OCT 数据集进行迁移学习

究者还将病灶区图像与全 OCT 图像进行了对比研究,结果表明使用完整的 OCT 图像可以获得更好的性能。其还比较了不同的深度神经网络,包括 AlexNet、VGG-16、GooLeNet 和 ResNet-50,结果表明改进的 ResNet-50 更适合预测抗 VEGF 药物的效果。

未来可利用 DL 模型自动识别 OCT 图像中黄斑水肿的量,其中主要包括 IRF、SRF 与 PED,可在定期随访中预测玻璃体腔注射治疗的效果或者对是否需要进一步激光或手术治疗提出预测方案,从而更精准地辅助医生为 RVO 患者作出更精确的诊疗方案。

AI 辅助也可通过 OCTA 图像对 RVO 的诊疗系统中黄斑水肿或者无灌注区域精确、自动和量化分割,为临床医生提供精确的疾病状态特征,进而可以跟踪病情进展和对治疗效果正确判断。

从以上所述可见,缺血型 RVO 的症状更重且给患者带来的危害更大,如果可以预测哪些非缺血型 RVO 更容易转变成缺血型 RVO,并提前进行相应干预,将会对改善患者预后视力有重要作用。但是目前关于预测非缺血型 RVO 转变成缺血型 RVO 可能性的相关因素尚无统一认识。现在的机器学习主要是通过监督学习将人工划分的图片信息输入由计算机习得,未来可运用无监督学习技术,将患者 OCT 及 OCTA 直接输入,由计算机自动习得并及早发现非缺血型 RVO 转变成缺血型 RVO 可能性的图像改变,提前干预,可预防患者由非缺血型 RVO 转变成缺血型 RVO。

未来可从 RVO 患者无灌注区需精准靶向激光治疗的角度,建立基于 AI 深度学习的 RVO 患者激光治疗区域自动识别模型,可将其与计算机图像引导的激光导航系统相结合,将有望提高临床工作效率,可实现 AI 辅助下的 RVO 精准自动化治疗。这种基于光电的远程医疗技术可以有效地帮助眼科专业医生缺乏的地区,为 RVO 患者保留良好的视觉功能,并有可能用于覆盖大面积没有足够的眼科医生的地区。未来 AI 必会为医生的诊断和治疗带来前所未有的便利。

为了更好地方便临床医生清晰、全面地观察 BRVO,我们研究团队提出了一种基于图像增强与字典学习的多模态 BRVO 图像融合显示方法。不同模态的成像图像可以为 BRVO 病变的临床诊断提供互补信息。借助彩色眼底图像,临床医生可以评估视网膜出血的范围,以及是否存在棉絮斑;FFA 提供了大视野的无灌注区和扭曲血管成像;OCTA 数据可以呈现视网膜毛细血管网结构,并且临床上 BRVO 的临床诊断严重依赖于多模态信息。我们将字典学习相关理论引入视网膜图像多模态融合领域,同时对 BRVO 多模态(CFP、FFA 和

OCTA）图像进行融合显示。BRVO 图像多模态融合显示可以为临床诊断提供多方位多视角的信息,从而提高确诊率。

图 5-4-2 展示了我们所提出的 BRVO 多模态融合算法的主要框架。本算法主要包括三个部分:图像增强、字典构造、图像融合。图像增强中,根据不同模态的成像特点采取不同手段进行增强,对 CFP 和 FFA 图像采用基于标准差的局部对比度增强算法,以提高棉絮斑、视网膜出血、无灌注区等异常区域的对比度,同时采用基于 Frangi 滤波增强算法增强 OCTA 图像中毛细血管的展示。

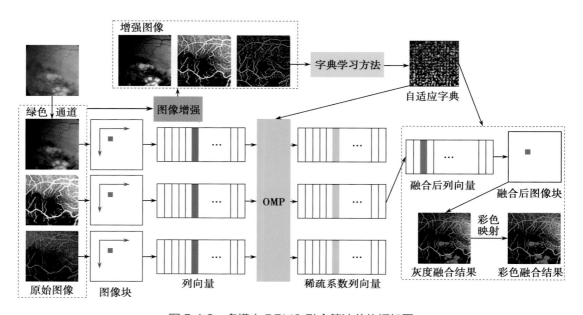

图 5-4-2　多模态 BRVO 融合算法总体框架图

图 5-4-3 给出了一组多模态图像增强效果示意图。字典构造过程中,首先对增强后的多模态图像进行多尺度下采样,随后通过滑动窗口将多尺度增强图像分块并拉成列向量,接着分别计算图像块的局部能量和多尺度空间频率作为亮度和梯度特征,然后分别以亮度和梯度特征作为聚类准则对图像块聚类,最后采用 K-SVD 算法进行训练生成亮度子字典和梯度子字典,并将两个子字典合并。图像融合过程中,采取绝对值最大的融合策略将稀疏系数进行融合,并借助反滑动窗口技术重构得到融合结果图像,最后将融合结果进行色彩映射以增强视觉效果。图 5-4-4 给出了一组试验结果对比图。

由图 5-4-4 可以看出:

1. 与单一模态图像相比,融合结果对于视网膜大血管的显示能力更强。以图 5-4-4 中红色箭头指向的两处血管为例,这两处血管在融合结果中均能够清晰地显示,而 FFA 或 OCTA 图像只能显示其中一处,在 CFP 图像中两者均难以分辨,这可以说明融合算法能够将多模态图像中的独有的血管信息进行融合显示。

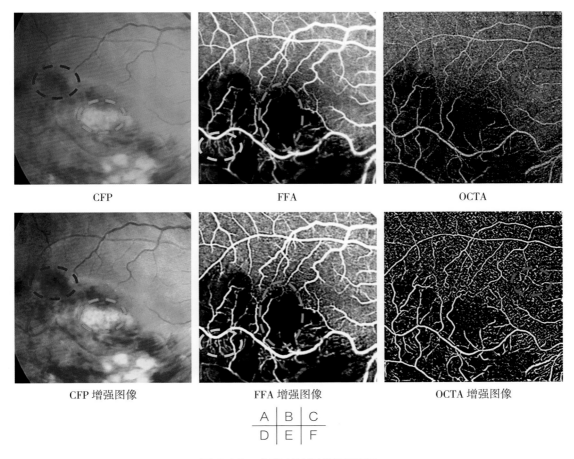

图 5-4-3　多模态图像增强示意图

上下两行分别为原始图像及对应的增强图像,图中深蓝色虚线圈指示视网膜出血区域,绿色虚线圈指示棉絮斑区域,黄色虚线圈指示扭曲血管区域,浅蓝色虚线圈指示无灌注区,红色虚线圈指示毛细血管区域

　　2. 对细小的扭曲血管和毛细血管,融合结果显示效果最佳。观察图 5-4-4 中白色箭头指示区域,融合前的三种模态成像中该区域血管信息极其不显著,而在融合结果图像中血管对比度提升明显,血管结构也清晰可见。

　　3. 对棉絮斑的显示,融合结果图像显示效果最佳。以图 5-4-4 中绿色箭头指示的一片棉絮斑区域为例,FFA 和 OCTA 图像对这种病变变化没有反映,CFP 图像虽然有所反映,但是其对比度较弱,边缘不清晰,而在融合结果图像中,棉絮斑区域表现为一片均匀且呈浅紫色,边界易于分辨。

　　4. 对视网膜出血区域,融合结果中也有所反映。FFA 和 OCTA 模态下无法显示视网膜出血,CFP 可以大致显示视网膜出血的具体位置但对比度较低,融合结果中视网膜出血区域通过深黑色来反映,以图 5-4-4 中粉色箭头指示的视网膜出血区域为例,融合结果在出血区域的边界处存在黑色与紫色的色差,且位置基本可与 CFP 图像中观察到的出血区域的位置相匹配。

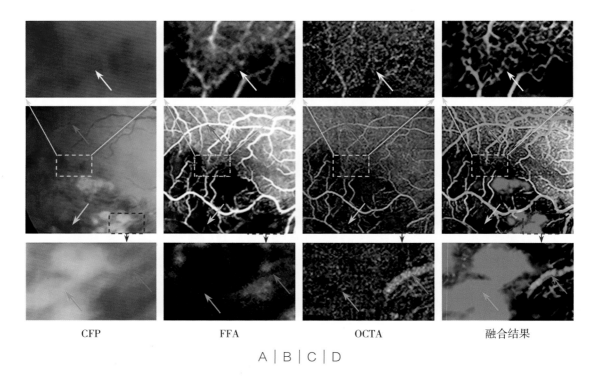

CFP   FFA   OCTA   融合结果

A | B | C | D

图 5-4-4　BRVO 融合结果定性分析对比图

A~D. 分别为 CFP 图像、FFA 图像、OCTA 图像及融合结果图像。第一行和第三行分别为第二行虚线方框区域对应的局部放大视图。红色箭头指示视网膜大血管处,绿色箭头指示棉絮斑区域,白色箭头指示扭曲血管区域,粉色箭头指示的视网膜出血区域

　　5. 融合结果图像同时包含了多模态的有效信息,与单模态图像相比信息更为丰富。CFP 图像中临床上主要关注视网膜出血以及是否有棉絮斑的存在;FFA 图像不仅能够通过反射率清晰地显示无灌注区域的范围,还能用来评估血管的扭曲程度,以及是否存在新生血管;OCTA 图像与 FFA 图像类似,对血管显影能力较强,能够对毛细血管网的结构进行呈现。观察图 5-4-4 可以发现融合结果对上述临床表现均有反映。下面将结合图 5-4-4 具体说明。①棉絮斑:在 CFP 图像中表现为偏黄色的棉絮斑(图 5-4-4 中绿色箭头指示区域)在融合结果中表现为较为纯净的浅紫色;②视网膜出血:在 CFP 图像中表现为偏红色的视网膜出血(图 5-4-4 中粉色箭头指示区域)在融合结果中表现为深黑色,并且基本可与 CFP 图像相对应;③无灌注区:在 FFA 和 OCTA 图像中无灌注区均表现为低反射区域,而在融合结果中通过颜色来反映反射率,反射率越高其颜色越绿,因此,融合结果无灌注区表现为紫色与黑色区域;④扭曲血管及毛细血管:在 FFA 和 OCTA 图像中可以观察到 BRVO 病变区域存在细小且扭曲的血管(图 5-4-4 中白色箭头指示区域),融合结果对这些细节信息也有清晰的显示。

6. 与单一成像模态下的图像相比,融合结果清晰度更高。对比图 5-4-4 中两组局部放大视图,可发现被放大后本文结果仍比较清晰,而 CFP 和 FFA 图像放大后则显得模糊,这一方面与成像设备的分辨率有关,另一方面也反映了我们的融合结果的优异性。

(谢　平)

参考文献

1. A P S,KAR S,S G,et al. OctNET:A lightweight CNN for retinal disease classification from optical coherence tomography images. Comput methods programs biomed,2021,200:105877.

2. BALDUCCI N,MORARA M,VERONESE C,et al. Optical coherence tomography angiography in acute arteritic and non-arteritic anterior ischemic optic neuropathy. Graefes Arch Clin Exp Ophthalmol,2017,255 (11):2255-2261.

3. BOGUNOVIC H,VENHUIZEN F,KLIMSCHA S,et al. RETOUCH:The retinal OCT fluid detection and segmentation benchmark and challenge. IEEE Trans Med Imaging,2019,38(8):1858-1874.

4. CHEUNG N,KLEIN R,WANG J J,et al. Traditional and novel cardiovascular risk factors for retinal vein occlusion:the multiethnic study of atherosclerosis. Invest Ophth Vis Sci,2008,49(10):4297-4302.

5. EHLERS J P,FEKRAT S. Retinal vein occlusion:beyond the acute event. Surv Ophthalmol,2011,56(4): 281-299.

6. FENG D,CHEN X,ZHOU Z,et al. A preliminary study of predicting effectiveness of anti-VEGF injection using OCT images based on deep learning. Annu Int Conf IEEE Eng Med Biol Soc,2020,2020:5428-5431.

7. HA S O,KIM D Y,SOHN C H,et al. Anaphylaxis caused by intravenous fluorescein:clinical characteristics and review of literature. Intern Emerg Med,2014,9(3):325-330.

8. HUANG C,XIE K,ZHANG Y,et al. Adaptive dictionary learning based multimodal branch retinal vein occlusion fusion.// Martel A L. Medical image computing and computer assisted intervention – MICCAI 2020. Cham:Springer,2020.

9. KIM K E,AHN S J,WOO S J,et al. Use of OCT retinal thickness deviation map for hydroxychloroquine retinopathy screening. Ophthalmology,2021,128(1):110-119.

10. LECUN Y,BENGIO Y,HINTON G. Deep learning. Nature,2015,521(7553):436-444.

11. MACDONALD D. The ABCs of RVO:A review of retinal venous occlusion. Clin Exp Optom,2014,97(4): 311-323.

12. MCINTOSH R L,ROGERS S L,LIM L,et al. Natural history of central retinal vein occlusion:An evidence-based systematic review. Ophthalmology,2010,117(6):1113-1123.

13. NAGASATO D,TABUCHI H,MASUMOTO H,et al. Automated detection of a nonperfusion area caused by retinal vein occlusion in optical coherence tomography angiography images using deep learning. PLoS One, 2019,14(11):e0223965.

14. PHALAK D,RANI P K,BALAKRISHNAN D,et al. Central retinal vein obstruction in a neonate occurring during laser photocoagulation treatment for retinopathy of prematurity. J Pediatr Ophthalmol Strabismus, 2014,51 Online:e72-e74.

15. ROGERS S L,MCINTOSH R L,LIM L,et al. Natural history of branch retinal vein occlusion:an evidence-based systematic review. Ophthalmology,2010,117(6):1094-1101.e5.

16. STENNER A M,FREDERIKSEN K H,GRAUSLUND J. Is there still a role of macular laser treatment in branch retinal vein occlusion in the era of intravitreal injections?. Acta Ophthalmol,2020,98(1):9-21.

17. SZEGEDY C,VANHOUCKE V,IOFFE S,et al. Rethinking the Inception Architecture for Computer Vision. Arxiv,2015.

18. YEUNG L,WU W-C,CHUANG L-H,et al. Novel optical coherence tomography angiography biomarker in branch retinal vein occlusion macular edema. Retina,2019,39(10):1906-1916.

19. ZHAO J,SASTRY S M,SPERDUTO R D,et al. Arteriovenous crossing patterns in branch retinal vein occlusion. The Eye Disease Case-Control Study Group. Ophthalmology,1993,100(3):423-428.

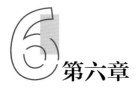

第六章
人工智能分析 OCT 图像在青光眼 诊疗中的应用

第一节　青光眼概述

(一) 概述

青光眼是一组以特征性视神经萎缩和特征性视野缺损为共同特征的不可逆的致盲性视神经变性疾病。青光眼是世界范围内第二位的不可逆的致盲性眼病,40~80 岁人群的患病率高达 3.54%,预计 2040 年全球范围内 40~80 岁人群中青光眼的患病人数将达到 1.12 亿。随着人口老龄化的加剧,预计到 2050 年,中国青光眼的患病人数将达到 2 516 万。青光眼的危险因素包括病理性高眼压、近视、年龄、种族、家族史、低颅压和 2 型糖尿病等,其中病理性高眼压是青光眼的主要危险因素,也是青光眼治疗中确切的甚至是唯一可控的危险因素,有效控制眼压后,大多数青光眼患者的视神经损害的发展能得到延缓。

青光眼可分为原发性青光眼、先天性青光眼和继发性青光眼。原发性青光眼根据眼压病理性升高时前房角是开放还是关闭可分为原发性闭角型青光眼(primary angle-closure glaucoma,PACG)和原发性开角型青光眼(primary open angle glaucoma,POAG)两大类。先天性青光眼是与遗传相关的前房角发育异常,小梁网-Schlemm 管房水引流功能障碍而导致眼压病理性升高的一类青光眼,包括三种类型:新生儿或 1 周岁以内确诊的婴幼儿青光眼、青少年型青光眼和合并其他发育异常的先天性青光眼。继发性青光眼是由于某些眼部疾病或全身性疾病,使房水外引流通路受阻、眼压病理性升高导致的一组病因明确的青光眼。不同类型的青光眼的共同特征是青光眼性视神经病变(glaucomatous optic neuropathy,GON),而视神经机械压迫、缺血、遗传和继发损害等多种机制共同参与 GON 的发生。

青光眼症状与青光眼的类型、眼压升高的程度、升高的速度和并发症相关。若眼压进行性、波动性缓慢升高,除少数患者出现雾视、眼胀外,大多数患者常无自觉症状,往往在眼科检查或病程晚期出现视力下降时发现。若眼压急剧升高,可表现为雾视、虹视、剧烈头痛、眼痛、畏光、流泪和视物不清,常伴有恶心、呕吐、偶有腹泻等全身症状。婴幼儿青光眼则具有特征性的畏光、流泪和眼睑痉挛三大症状。若并发大泡性角膜病变,可表现为持续剧烈的眼痛。

　　青光眼的眼部体征包括眼前节和眼底改变,本章聚焦于青光眼的眼底改变。青光眼共同的眼底改变是 GON,是视网膜神经节细胞轴突,即视网膜神经纤维丢失导致的视网膜神经节细胞的丧失和视盘形态的改变。

　　1. **视网膜神经纤维层缺损**　青光眼性的视网膜神经纤维层缺损(retinal nerve fiber layer defect,RNFLD)早期在上下弓形纤维束呈现暗红色梳形裂隙,常位于距离视盘 2 个视盘直径以内,延伸至视盘边缘(图 6-1-1),此时,通常不会出现视盘形态改变和视野缺损。随着病程进展,梳形 RNFLD 进展为较宽的楔形 RNFLD,此时可出现视盘形态改变和对应区域的视野缺损(图 6-1-2)。弥漫性 RNFLD 偶尔是青光眼的早期改变,但更常见于晚期青光

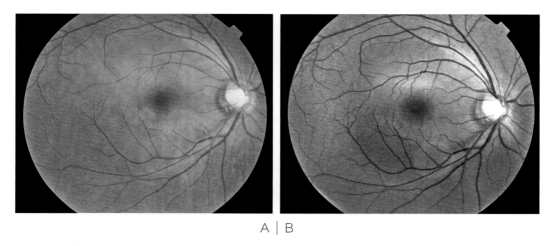

A ｜ B

图 6-1-1　视网膜神经纤维梳形缺损

A. 颞下方视网膜神经纤维层内见梳形暗红色裂隙;B. 无赤光照片可清晰显示视网膜神经纤维梳形暗色裂隙

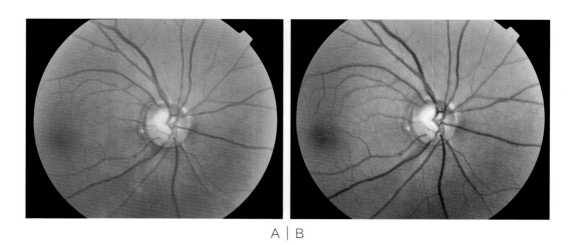

A ｜ B

图 6-1-2　视网膜神经纤维楔形缺损

A. 颞下方视网膜神经纤维层内见楔形暗红色裂隙,对应的盘沿可见切迹;B. 无赤光照片可清晰显示视网膜神经纤维楔形暗色缺损

眼,表现为视盘周围视网膜呈暗红色,大血管无朦胧感而清晰裸露呈"僵硬"外观,且视杯扩大,盘沿普遍性狭窄。

2. 青光眼性视盘改变　视盘是视网膜神经节细胞的轴突,即视网膜神经纤维汇聚组成视神经穿出眼球的结构,视网膜神经纤维的丧失必然改变视盘的形态。青光眼性视盘改变首先表现为局部盘沿丧失而呈切迹状,即盘沿切迹(见图 6-1-2),最常见于颞下方,特别是颞下 -45°~-69° 范围,其次是颞上方和鼻上方。随着青光眼病程的进展,局限性的盘沿切迹可进展为普遍性盘沿丧失。盘沿神经纤维的局部、弥漫性丧失可导致视杯的局限性、同心圆性扩大和视杯加深,暴露筛板孔和 Zinn 血管环;由于 RNFLD 通常最先发生于颞下方、颞上方,因而使视杯的垂直径增大;由于双眼青光眼不同的进展期,双眼视杯常丧失对称性;盘沿的丧失可使视网膜中央血管向鼻侧移位和屈膝状爬行出视盘边缘。

(二)青光眼的多模态影像检查

青光眼是特征性视神经病变和特征性视野缺损的不可逆的致盲性眼病。早期诊断、早期治疗是预防青光眼致盲的关键。早期诊断青光眼,通过发现早期青光眼特征性视神经病变和特征性视野缺损诊断青光眼。由于原发性青光眼早期通常没有自觉症状,而原发性青光眼,尤其是正常眼压性青光眼(NTG)的眼压与正常人群重叠,因而临床上早期青光眼诊断较为困难。随着影像技术和电生理技术的进步,青光眼的形态学和功能学检查迅速发展,为提高青光眼的早期诊断率提供了可能。青光眼性视神经纤维进行性丧失是青光眼的主要病理过程,视神经纤维丧失导致了青光眼视盘、视网膜的形态学改变和功能障碍。一般认为青光眼的视神经形态损害早于视功能改变,因此视网膜神经纤维层(RNFL)、视盘等的形态学影像检查优于视神经、视网膜的功能学检查。青光眼的形态检查主要通过检测视盘、视神经纤维、黄斑等的青光眼性形态学改变,以诊断青光眼和随访观察青光眼的治疗效果。

1. 眼底照相与立体照相　眼底照相是传统的青光眼检查方法,可观察视盘形态和 RNFL 分布和缺损(见图 6-1-1、图 6-1-2),结合立体图像和计算机图像处理可准确分辨视杯及盘沿的边缘,曾被认为是青光眼视盘形态检查的"金标准"。若盘沿的宽度违反 ISNT 或 IS 原则,可高度怀疑 GON。但其检查结果的可靠性依赖于检查者的经验和技能水平,在屈光介质混浊、纹状眼底或视网膜色素上皮萎缩时,RNFL 往往显示不清而影响检查的准确性(图 6-1-3)。

2. 共焦激光扫描　共焦激光扫描能描绘视盘表面的地形图,不能进行 RNFL 的断层成像。常用的仪器是视网膜断层扫描(Heidelberg retina tomograph,HRT)。HRT 测量时需人工描记视盘边界,因此其视盘、盘沿及视杯的立体测量的客观性受操作者的主观影响。HRT 诊断青光眼的敏感性和特异性仅与第三代时域 OCT 相当,也与 GON 的损害程度密切相关,诊断早期青光眼的敏感性较低,但对中晚期青光眼具有辅助诊断的意义。由于正常视盘的形态变异,HRT 检测数据的正常值与异常值交叉重叠,因此,HRT 检测青光眼的敏感性和特异性不能满足临床要求。

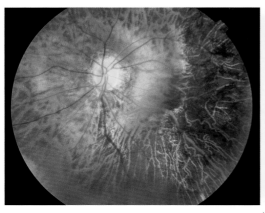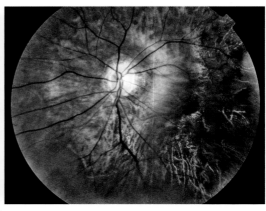

A | B

图 6-1-3　色素上皮萎缩影响视网膜神经纤维层缺损的观察

A. 高度近视并发原发性开角型青光眼,颞下盘沿狭窄,但难以观察到对应的神经纤维层缺损;B. 无赤光眼底照片
不能显示神经纤维层缺损

3. **偏振激光扫描**　偏振激光检测仪(scanning laser polarimetry,SLP)的常用机型是
GDx,也称视神经分析仪,采用两束互相垂直的偏振激光扫描 RNFL,通过两束反射光的偏
振延迟测量 RNFL 的厚度。GDx 能客观、定量检测 RNFL 的厚度,但 GDx 测量的数据在正
常眼与早期青光眼之间有较大的重叠,因此,仅对已出现视野损害的青光眼的诊断敏感性
较高。

4. **相干光断层成像**　相干光断层成像(OCT),特别是第四代 SD-OCT 是目前普遍应
用的青光眼形态学检查设备。SD-OCT 可测量视盘周围 2.9mm、3.4mm 或 4.5mm 直径的环
形 RNFL 的厚度,临床常用的环形断层成像直径为 3.4mm;还可测量视盘面积、盘沿面积、平
均杯盘比、垂直杯盘比及视杯容积等视盘参数,以及黄斑 RNFL(macular RNFL,mRNFL)厚
度、视网膜神经节细胞内丛状层(ganglion cell layer with inner plexiform layer,GCIPL)厚度
和视网膜神经节细胞复合体(ganglion cell complex,GCC,GCC=mRNFL+GCIPL)厚度等黄
斑参数而早期诊断青光眼。其中 SD-OCT 通过检测 RNFL 缺损而检测青光眼的准确性高于
HRT,检测早期青光眼的准确性高于倍频视野计、短波长视野计和 SLP。SD-OCT 轴向分辨
率高,检测准确性、可重复性高于目前临床现有的其他青光眼形态学检查,可客观、定量检测
多种青光眼相关形态学参数,极大地帮助了青光眼的诊断和治疗随访。

第二节　青光眼 OCT 图像标志物

青光眼的形态学改变是特征性视神经病变,包括视盘周围视网膜神经纤维层缺损和由
此导致的青光眼性视盘改变和黄斑厚度改变。OCT,特别是第四代 SD-OCT 检查的可重复

性高,能精确检测 RNFLD,青光眼性视盘改变和黄斑区厚度改变等眼底形态学改变而广泛用于青光眼的诊断与随访。

一、视盘周围视网膜神经纤维层缺损

OCT 测量 RNFLD 一般是以视盘为中心、直径为 3.4mm 的环形剖面的 RNFL 厚度,并生成 RNFL 厚度曲线图。RNFL 厚度曲线图在正常眼具有典型的双峰结构。如图 6-2-1 所示。

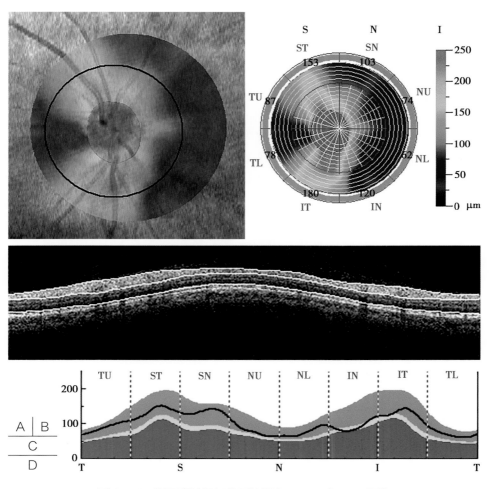

图 6-2-1　视网膜神经纤维层缺损(RNFLD)OCT 图像

A. 视盘地形图,黑色线为以视盘为中心 3.4mm 的圆,颜色代表所示区域 RNFL 厚度;B. 在地形图基础上示意环扫和放射状扫描线,并标注各象限 RNFL 厚度;C. 3.4mm 处环扫断面展开图,最内层两条白线标记 RNFL;D. RNFL 厚度图,呈典型双峰结构

  青光眼性的 RNFLD 是早期出现的青光眼性损害,好发部位依次是视盘的颞下方-45°~ -90°范围的下方易损区(inferior vulnerability zone,IVZ)、颞上方 +45°~+90°范围的上方易损 区(superior vulnerability zone,SVZ)和鼻上方区域,其中颞下方-45°~-69°范围是黄斑易损 区(macula vulnerability zone,MVZ),其对应的视网膜区域是下方黄斑区,视野表现为上方 黄斑区旁中心暗点。通过 RNFL 厚度分析能发现不同程度的 RNFLD,从而发现视野改变前 青光眼和视野改变后的早期、中期及晚期青光眼。RNFLD 除表现为 RNFL 厚度的象限数值、 钟点位数值变化外,在 RNFL 厚度曲线表现为局限切迹(图 6-2-2)、局部压陷(图 6-2-3)、峰值 前移(图 6-2-4)和弥漫性缺损(图 6-2-5)。视盘周围 RNFL 厚度分析是 OCT 诊断青光眼的 最常用指标,其诊断青光眼的敏感性与青光眼的严重程度相关。Cirrus HD-OCT 检测视盘 周围 RNFL 厚度诊断视野损害前青光眼、早中期青光眼和晚期青光眼的受试者工作特征曲 线下面积(area under the receiver operating characteristic curve,AUROC)分别为 0.752~0.860、 0.813~0.943 和 0.936~0.981。有研究认为 OCT 检测 RNFLD 诊断青光眼的敏感性和特异性 高于检测视盘参数和黄斑参数。

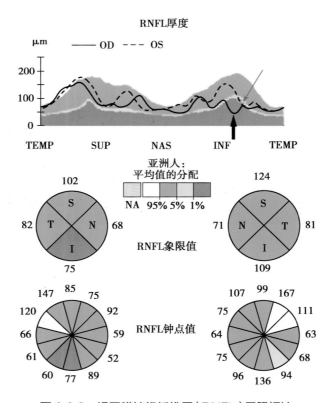

图 6-2-2 视网膜神经纤维层(RNFL)局限切迹

OCT 扫描示右眼下方 RNFL 厚度曲线局部压陷(黑色箭头),对应区域 RNFL 象限 值、钟点位值减少,左眼 MVZ 局限切迹(红色箭头)对应区域 RNFL 钟点位值减少

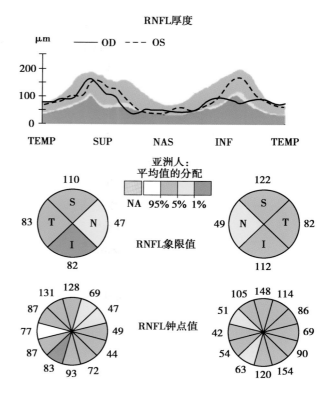

图 6-2-3　视网膜神经纤维层（RNFL）局部压陷

OCT 扫描示右眼下方 RNFL 厚度曲线压陷,对应区域 RNFL 变薄

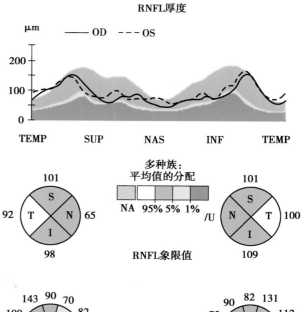

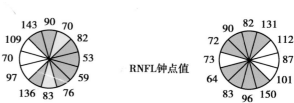

图 6-2-4　视网膜神经纤维层（RNFL）厚度曲线峰值前移

OCT 扫描示双眼上方、下方 RNFL 厚度曲线峰值前移

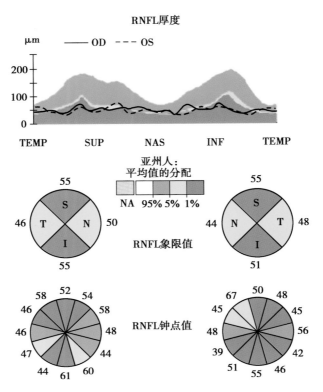

图 6-2-5　视网膜神经纤维层（RNFL）弥漫性缺损

OCT 扫描示双眼 RNFL 厚度曲线普遍性降低，对应区域 RNFL 弥漫性变薄

二、黄斑参数

　　青光眼性的视网膜神经纤维层缺损可导致对应区域视网膜神经节细胞死亡。黄斑区是视网膜神经节细胞密度最高的视网膜区域，也是青光眼视野缺损的常见区域，因此，理论上检测黄斑区视网膜神经节细胞能相对容易地发现青光眼性视网膜损害，同时，黄斑扫描的重复性优于视盘周围视网膜神经纤维层扫描。OCT 能分析 mRNFL、GCIPL 和 GCC 的厚度，其中 GCIPL 和 GCC 厚度是较为常用的分析指标（图 6-2-6、图 6-2-7）。Tan O 等的报道认为 OCT 检测 GCC 诊断青光眼的敏感性与检测视盘周围 RNFLD 相当。分析黄斑不同区域的 GCIPL 厚度和 GCC 厚度诊断青光眼的敏感性有所不同。例如 Cirrus HD-OCT 检测平均 GCIPL、颞下 GCIPL 和颞上 GCIPL 厚度分析诊断青光眼的 AUROC 分别为 0.703~0.960、0.752~0.970 和 0.652~0.932 0；而平均 GCC、颞下 GCC 和颞上 GCC 厚度的 AUROC 分别为 0.901~0.945、0.922 和 0.910。黄斑 GCIPL 厚度和 GCC 厚度分析诊断青光眼的敏感性也与青光眼程度相关，其诊断早期青光眼的敏感性略低于中晚期青光眼。

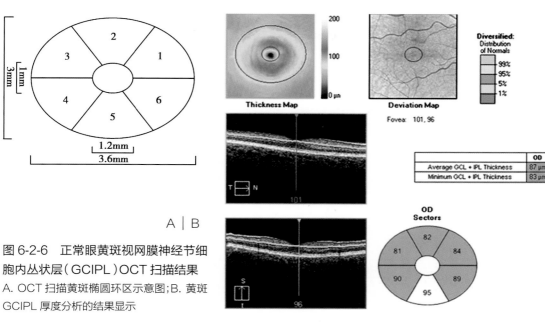

A | B

图 6-2-6 正常眼黄斑视网膜神经节细
胞内丛状层（GCIPL）OCT 扫描结果
A. OCT 扫描黄斑椭圆环区示意图；B. 黄斑
GCIPL 厚度分析的结果显示

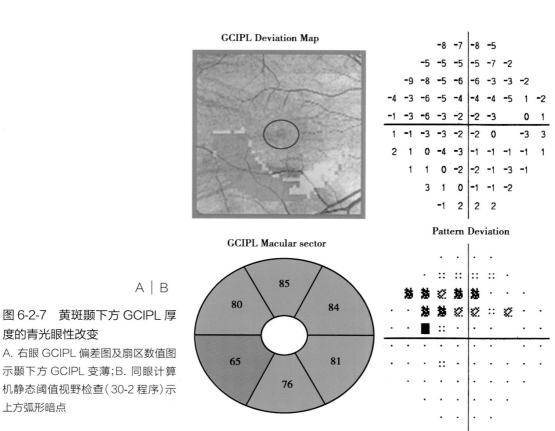

A | B

图 6-2-7 黄斑颞下方 GCIPL 厚
度的青光眼性改变
A. 右眼 GCIPL 偏差图及扇区数值图
示颞下方 GCIPL 变薄；B. 同眼计算
机静态阈值视野检查（30-2 程序）示
上方弧形暗点

三、视盘形态参数

视网膜神经纤维层的缺损必然导致盘沿丢失,从而改变视盘形态。OCT 诊断青光眼的视盘参数包括视盘面积、盘沿面积、杯盘比和视杯容积等(图 6-2-8),其中敏感性较高的参数为盘沿面积和杯盘比。由于 RNFLD 通常发生于视盘下方和上方,且鼻侧和颞侧盘沿宽度的个体变异较大,因此,垂直杯盘比诊断青光眼的敏感性又高于水平杯盘比,盘沿面积、垂直杯盘比的敏感性高于视盘面积和视杯容积。OCT 检测杯盘比和盘沿面积诊断青光眼的敏感性同样与青光眼的严重程度相关。例如 Cirrus HD-OCT 盘沿面积和垂直杯盘比分析诊断晚期青光眼的 AUROC 分别为 0.740~0.937 和 0.911~0.941;而早中期青光眼则为 0.655~0.910 和 0.400~0.962。

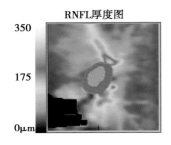
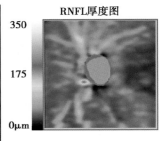

	OD	OS
RNFL平均厚度	81μm	56μm
RNFL对称	35%	
盘沿面积	1.44mm²	0.56mm²
视盘面积	2.21mm²	1.97mm²
平均杯盘比	0.59	0.86
垂直杯盘比	0.59	0.88
杯容积	0.202mm³	0.684mm³

图 6-2-8　青光眼性视盘参数改变

OCT 扫描示左眼视盘盘沿面积减少、杯盘比扩大和视杯容积增大

特别提出,越来越多的研究者发现 OCT 对盘沿概念的理解与临床仅从眼底照片观察到的盘沿是有区别的。盘沿为视盘内视网膜神经纤维和视神经纤维穿行的部位,指从视盘边界至视杯边界的距离,所以,在青光眼视盘的形态学诊断中,盘沿宽度和面积是最重要的定量参数之一。眼底照片上观察到的盘沿宽度,相对于 OCT 图像上的距离,接近于图 6-2-9 绿色水平线段所示的盘沿宽度,即 BMO-HRW(Bruch's membrane opening- horizontal rim width),而目前认为水平方向受到视盘和眼位倾斜的影响,对诊断青光眼的敏感度显著低于 BMO-MRW,即图中红色线段所示,为 Bruch 膜开口处的最小盘沿宽度(Bruch's membrane opening-minimum rim width,BMO-MRW)。如果将 ROC 曲线在特异度设定为 95% 时,BMO-HRW 敏感度为 50%,而 BMO-MRW 敏感度为 80%,诊断能力明显提升。BMO-MRW 成为青光眼评估的重要参数。

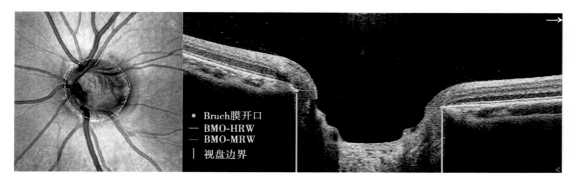

图 6-2-9　视盘扫描激光检眼镜（SLO）图像（左）与 B 扫描视盘断面图（右）

黄点标记 Bruch 膜开口位置（BMO），黄线为从 BMO 做垂直线，标记视盘边界。绿色线段为从 BMO 做水平线至 ILM，为 BMO 开口处水平方向盘沿宽度（BMO-HRW）。红色线段为从 BMO 做垂直线至 ILM，为 BMO 开口处最小盘沿宽度（BMO-MRW）

第三节　人工智能分析 OCT 图像辅助青光眼诊疗

一、优化图像、精准分割

精准的图像分割是我们得到有效量化数据的前提。目前，市售 OCT 设备的软件包含了自动化分割测量功能，但是普遍存在测量准确率不高的问题，在高度近视和晚期青光眼的患者中这一问题尤其突出。另外分割结果还受到视盘表面血管和阴影的影响，有研究表明这种影响对分割量化误差高达 36%。当然图像本身质量也会影响分割的精准度。深度学习技术可以提高图像质量并去除分割误差，主要包括降噪、增强、去除阴影等方法。具体可分为以下几个方面：

（一）OCT 视网膜图像质量提升

利用多帧 B 扫描图像平均得到的高质量图像作为参照，利用深度学习的强大学习能力，将单帧的低质量 B 扫描图像质量提升到参照图像的水平，从而实现图像去噪和增强的目的。我们团队提出的基于生成对抗网络（GAN）框架的图像复原方法可以在提升图像质量的同时，保持视网膜的层状结构的有效细节。

Cheong 等提出了一种用于去除视网膜血管阴影的深度神经网络 DeshadowGAN，该方法可以明显改善视盘 B 扫描图像的阴影问题，可以作为 AI 图像分割、分类等处理的一种预处理步骤。

（二）视网膜层次分割

Devalla 等对 OCT 视盘的 B 扫描图像进行数字染色，可以同时识别神经和结缔组织，可以对视网膜的各层组织进行染色，包括 RNFL、RPE、筛板前结缔组织、脉络膜、盘周巩膜和筛板。结果显示 Dice 系数为 0.84，敏感度为 92%，特异度为 99%，准确度为 94%。这种染色技术为自动测量视盘相关的重要结构参数提供了前提。为了使所提深度模型能适用于不同成像设备图像,Devalla 等又提出了一种两阶段分割方法,首先通过图像增强模块将不同成像设备的 OCT 图像的灰度分布调整到相同,然后通过深度网络分割视盘区的视网膜层和组织。

我们团队也针对视盘 OCT 图像的 RNFL 分割进行了研究,提出了一种基于随机森林的 RNFL 分割方法,图 6-3-1 为所提算法流程。分割结果与手动"金标准"的平均绝对误差为 9.2μm,图 6-3-2 展示了几组分割结果。我们团队还提出了一种自动的视盘和视杯分割方法,通过图像搜索技术自动检测视神经开口,分割结果如图 6-3-3 所示。另外,我们还研究了 RNFL 与青光眼视盘参数的相关性。试验结果表明,视网膜神经纤维层与垂直杯盘比、视

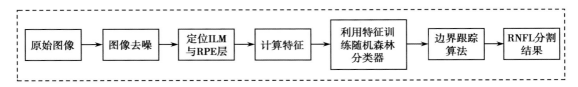

图 6-3-1　RNFL 分割算法流程

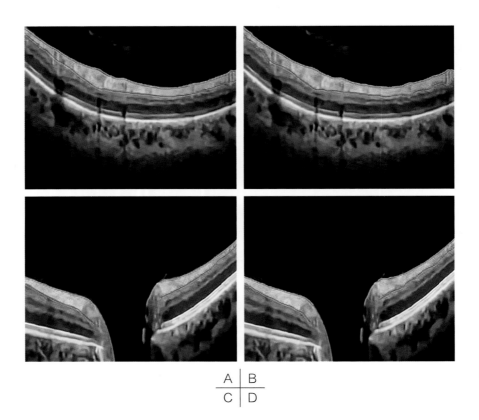

图 6-3-2　RNFL 分割结果

A,C. 手动分割结果;B,D. 算法自动分割结果

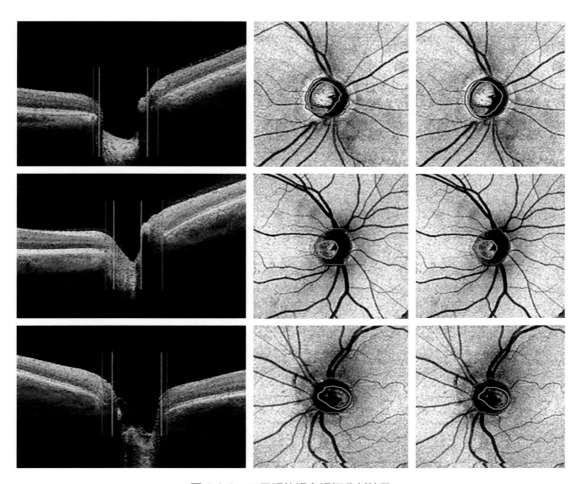

图 6-3-3　三只眼的视盘视杯分割结果

第一列中的红色点为视神经开口自动检测结果,红线和绿线分别为视盘和视杯的边界;第二列为视盘视杯自动分割结果;第三列为手动分割"金标准"

杯面积和盘沿面积比的相关性大小为 0.64、0.62 和 0.54,验证了计算视网膜神经纤维层厚度与杯盘比大小在诊断青光眼方面是密切相关和互补的,对研究青光眼的发展趋势具有重要意义。

二、辅助早期诊断

　　青光眼的诊断尤其是早期诊断在临床上仍是一个比较棘手的问题,需要综合多种临床检查结果,包括房角状态、眼压、视盘形态、OCT 和视野等。青光眼早期诊断困难,但却非常重要,对眼压临界、视盘结构有可疑改变,而缺乏典型症状和视野改变的患者,我们该采取什么样的策略,观察还是即刻治疗? 不同的青光眼专家可能会有不同的治疗建议。漏诊或过度诊断和治疗都是我们不想要的。

大多数研究认为深度学习可以提高青光眼诊断准确性。根据国家药品监督管理局医疗器械技术审评中心发布的《深度学习辅助决策医疗器械软件审评要点》,AI算法模型应基于测试集进行算法评估,明确算法假阴性与假阳性、重复性与再现性、鲁棒性等的评估要求。基于此项要求,青光眼视神经损伤的 AI 模型评估指标应至少涵盖敏感度(敏感度=真阳性/真阳性+假阴性),特异度(特异度=真阴性/真阴性+假阳性),曲线下面积(the area under the receiver operating characteristic curve,AUC),以及模型的可重复性和鲁棒性评估。

已经有不少研究表明,AI 通过深度学习能够很好地区分正常眼与青光眼的 OCT 结构特征,诊断的敏感度、特异度及 AUC 都达到了临床可以认可的程度。2017 年,Muhammad 等使用广角单图模式(12mm×9mm)同时采集青光眼视盘和黄斑信息,采用 HDLM(hybrid deep learning method)算法和随机森林分类,对早期青光眼有很高的诊断效率。Lee 等对 86 名青光眼患者和 196 名健康者进行 SD-OCT 的视盘(Optic Disc Cube 200×200)和黄斑(Macular Cube 512×128)扫描,获得的图像按照 7∶3 的比例分别作为训练集和测试集。每个对象由以下四组图像作为输入:GCIPL 厚度图和偏差图,RNFL 厚度图和偏差图。分别用这四组图像训练四个独立的学习模型,再综合这四个模型的特征,建立一个整体训练模型。结果发现整体模型获得了 0.990 的 AUC 值和分别为 94.7%、100.0% 的敏感度和特异度,获得了明显高于单个模型的诊断效率。

以上算法都是基于已经预处理过的二维图像,比如上述提到的 GCIPL、RNFL 厚度图和偏差图等。Maetschke 直接对未进行预先分割的 ONH 立体扫描图像,通过 3D CNN 来完成对青光眼的诊断,也可达到 0.94 的 AUC。同时,这项研究使用了热力图(class activation map,CAM)来显示机器识别是否为青光眼的重要判别依据区域,发现视盘、视杯、盘沿及筛板区域是 DL 模型识别是否为青光眼的重要关注区域。

Asaoka 等使用迁移学习的方法。迁移学习是一种适用于小数据量的方法,为了防止因数据量小出现过拟合,其将已经完成预训练的 DL 模型作为新模型训练的起点,使得新模型所需训练数据大大减少。研究者发现使用迁移学习可大大提升模型性能(AUC 93.7%),而且优于其他两种传统的机器学习方法[随机森林和支持向量机(SVM)分别为 82% 和 67.4%]。

三、辅助鉴别诊断

临床上一些非青光眼性视神经损害(non-glaucomatous optic neuropathy,NGON),如一些遗传性视神经病变,或继发于高颅压或颅内占位的视神经萎缩性病变,可能与青光眼在 OCT 上有部分类似表现,尽管两者在病史和视野上会有一些特征性的改变可以参照鉴别,但临床上还是有视野改变不具备特征性或无法获得可靠视野检查结果,而无法明确与青光眼鉴别的情况存在。Lee 等通过对 80 名青光眼患者和 54 名 NGON 患者的 OCT 图像进行分析,发现 DL 可以表现出良好的鉴别诊断功能,AUC 可以达到 0.990,而单独通过视野特征鉴别诊断,如是否垂直子午线为分界的视野缺损,AUC 为 0.815。

四、辅助预后判断

目前,临床上对青光眼的早期诊断和病情随访观察依赖于多模态检查数据,主要包括眼压、视盘形态、OCT 和视野等检查结果,以此来判断青光眼患者的病情是否出现进展。OCT 是青光眼的形态学检查,而视野则是主要的功能学检查。临床上我们常见 OCT 结构改变发生在青光眼视野改变之前,一般认为青光眼结构改变发生在功能改变之前,也有人认为不存在先后关系,而是取决于结构或功能的检查哪个先达到统计学上的显著性差异而被检测出来。无论如何,如果先检查到改变的结构变化预测视野的进展,有利于临床判断是否需要进行干预或者评价目前治疗手段的效果,以及是否需要加强干预措施。

目前,深度学习算法研究着眼于使用 OCT 图像上的结构数据,计算出相应的结构区域对应的视野情况,并与真实视野检测的视野结构进行比较,研究算法的可靠性。并在此基础上,对未来一定时间内的视野变化进行预测。

研究青光眼结构与功能的关系,一般基于视野的不同检测点在视网膜结构上的对应分布关系,图 6-3-4 展示的就是这种对应关系。图 6-3-4A 显示 OCT 的 GCC 和 ONH 程序的扫描位置和范围,B 为视野计的 24-2 检测程序和 10-2 检测程序的检测位点对应的视网膜分布,C 展示了将 24-2 程序的 54 个检测点参照 Garway-Heath 分区法,按照视神经纤维分布关系分成不同的区域,以及各区域与盘周神经纤维的对应关系。在研究 OCT 预测视野改变时,通常在这些对应关系的基础上,进行点对点、区域对区域或者整体的研究。

Keunheung 使用三种算法从 SS-OCT 的 GCC 扫描和视盘 RNFL 扫描的 2 220 只眼的结果来预测他们的 24-2 视野。三种算法预测的视野结果与视野计检查的结果进行比较,总体预测误差分别为(4.44 ± 2.09)dB、(4.78 ± 2.38)dB 和(4.85 ±2.66)dB,并且发现随着病情进展,青光眼视神经损害越严重,预测误差越大。不同分区进行比较,发现鼻侧分区的视野预测误差较低。Asano 和 Hashimoto 分别使用 DL,通过检测百级数量级病例的黄斑区(9.0mm×9.0mm）OCT 数据,包括 RNFL、GCL+IPL 和 OS+RPE 厚度,用 CNN 模型预测所检测病例的 10°中心视野,将此结果与用 Humphrey 视野计（Humphrey field analyser,HFA）10-2 程序检测的结果进行比较。平均绝对误差在(2.84~4.91)dB 之间,R^2 在 0.49~0.70 之间。Christopher 纳入了更大数据,共纳入 9 765 份配对的视野和 OCT 结果,不同的是他使用的是视盘扫描程序和 HFA 24-2 视野检测程序的数据,结果显示,R^2 在 0.12~0.67 之间,尤其是中心区域的 R^2 只有 0.15。

我们知道 OCT 的黄斑 GCC 的扫描范围为 6mm 直径,与 10-2 视野的相关程度最高。而黄斑区仅覆盖 50% 神经节细胞,视盘的盘沿是所有视网膜神经纤维的穿行处,所以视盘扫描的 RNFL 数据在视野预测中也是必不可少的。OCT 数据为以视盘为中心 3.4mm 环扫展开剖面的 RNFL 厚度,包含了汇集到此处所有视网膜神经纤维的信息,但与视野检测点

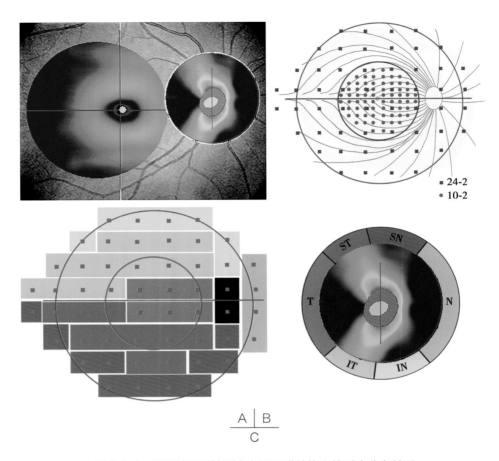

图 6-3-4　视野的不同检测点在视网膜结构上的对应分布关系

A. 显示 OCT 的 GCC 和 ONH 程序的扫描位置和范围；B. 视野计的 24-2 检测程序和 10-2 检测程序的检测位点对应的视网膜分布；C. 将 24-2 程序的 54 个检测点参照 Garway-Heath 分区法，按照视神经纤维分布关系分成不同的区域，以及各区域与盘周神经纤维的对应关系

不是一一对应关系，需要参照 Garway-Heath 分区进行转换分析。这提示我们在做视野预测模型时，黄斑区的数据可能更敏感，但不够全面，两者结合分析可以更加合理地预测视野的改变。

五、辅助房角及虹膜形态分型

基于 AS-OCT 的青光眼房角和虹膜形态也是目前研究的热点，原发性闭角型青光眼在亚洲的发病远高于世界其他区域。房角镜检查是闭角型青光眼诊断的"金标准"，但检查主观性强、学习曲线长，且为接触性检查而非常有赖于患者配合。如何用前节 OCT 的房角结构模拟完整的静态加动态房角镜检查结果是研究的技术难点。我国张秀兰团队通过虹膜形态会因瞳孔的伸缩发生变化且房角粘连会显著影响虹膜动态变化的特性，构建了基于虹膜动态变化的算法结构，并在此基础上不断改进算法。近期该团队参与的一项国际多中心、多人种数据的研究结果发表：该研究以三维扫频前节 OCT 图像为输入数据，基于 3D Resnet 分别构建了用于区分宽、窄房角及鉴别房角粘连的深度神经网络，可详细输出每个钟点房角宽度及粘连的预测信息，保持了高水平诊断性能（宽窄房角诊断 AUC=0.943，房角粘连诊断 AUC=0.902）。

我们在本节主要讨论的是基于 OCT 图像的 DL 技术对青光眼诊断和预后判断方面的一些初步探索。尽管目前已经有了不少的研究和成果，但临床上青光眼类型复杂，发病机制也各不相同，且需要长期随访，在随访过程中可能出现各种干扰因素，如患者依从性、用药史、外伤、眼部手术等因素，因此，DL 技术真正用于临床，还有很多技术难点需要攻克。

（杭 荟 黄正如）

参考文献

1. THAM Y C, LI X, WONG T Y, et al. Global prevalence of glaucoma and projections of glaucoma burden through 2040：A systematic review and meta-analysis. Ophthalmology, 2014, 121（11）：2081-2090.

2. SONG P, WANG J, BUCAN K, et al. National and subnational prevalence and burden of glaucoma in China：A systematic analysis. J Glob Health, 2017, 7（2）：020705.

3. CREUZOT-GARCHER C P, PARK D Y, LEE E J, et al. Applicability of ISNT rule using BMO-MRW to differentiate between healthy and glaucomatous eyes. Br J Ophthalmol, 2018, 27（7）：610-616.

4. LISBOA R, PARANHOS A J, WEINREB R N, et al. Comparison of different spectral domain OCT scanning protocols for diagnosing preperimetric glaucoma. Invest Ophthalmol Vis Sci, 2013, 54（5）：3417-3425.

5. HOOD D C. Improving our understanding, and detection, of glaucomatous damage：An approach based upon optical coherence tomography（OCT）. Prog Retin Eye Res, 2017, 57：46-75.

6. CHEN T C, HOGUET A, JUNK A K, et al. Spectral-domain OCT：Helping the clinician diagnose glaucoma：A report by the American Academy of Ophthalmology. Ophthalmology, 2018, 125（11）：1817-1827.

7. HOOD D C, WANG D L, RAZA A S, et al. The locations of circumpapillary glaucomatous defects seen on frequency-domain OCT scans. Invest Ophthalmol Vis Sci, 2013, 54（12）：7338-7343.

8. TAN O, CHOPRA V, LU A T, et al. Detection of macular ganglion cell loss in glaucoma by Fourier-domain optical coherence tomography. Ophthalmology, 2009, 116（12）：2305-2314.

9. GIRARD M J A, SCHMETTERER L. Artificial intelligence and deep learning in glaucoma：Current state and future prospects. Prog Brain Res, 2020, 257：37-64.

10. WU M, CHEN W, CHEN Q, et al. Noise reduction for sd-oct using a structure-preserving domain transfer approach. IEEE J Biomed Health Inform, 2021, 25（9）：3460-3472.

11. 徐军, 陈强, 牛四杰. 青光眼视神经头参数与视网膜神经纤维层的相关性分析. 计算机辅助设计与图形学学报, 2017, 6：977-983.

12. CHEONG H, DEVALLA S K, PHAM T H, et al. Deshadowgan：A deep learning approach to remove shadows from optical coherence tomography images. Transl Vis Sci Technol, 2020, 9（2）：23.

13. CHEUNG C Y,冉安然. 青光眼影像人工智能深度学习研究现状与展望. 山东大学学报(医学版),2020,
58(11):24-32,38.

14. MUHAMMAD H,FUCHS T J,DE CUIR N,et al. Hybrid deep learning on single wide-field optical coherence tomography scans accurately classifies glaucoma suspects. J Glaucoma,2017,26(12):1086-1094.

15. LEE J,KIM Y K,PARK K H,et al. Diagnosing glaucoma with spectral-domain optical coherence tomography using deep learning classifier. J Glaucoma,2020,29(4):287-294.

16. MAETSCHKE S,ANTONY B,ISHIKAWA H,et al. A feature agnostic approach for glaucoma detection in oct volumes. PLoS One,2019,14(7):e0219126.

17. ASAOKA R,MURATA H,HIRASAWA K,et al. Using deep learning and transfer learning to accurately diagnose early-onset glaucoma from macular optical coherence tomography images. Am J Ophthalmol,2019,198:136-145.

18. LEE J,KIM J S,LEE H J,et al. Discriminating glaucomatous and compressive optic neuropathy on spectral-domain optical coherence tomography with deep learning classifier. Br J Ophthalmol,2020,104(12):1717-1723.

19. 张秀兰,周和政,李飞,等. 人工智能能否基于基线数据预测青光眼病情进展. 中华眼科杂志,2021,57(3):187-190.

20. PARK K,KIM J,KIM S,et al. Prediction of visual field from swept-source optical coherence tomography using deep learning algorithms. Graefes Arch Clin Exp Ophthalmol,2020,258(11):2489-2499.

第七章
人工智能分析 OCT 图像在玻璃体
黄斑界面疾病诊疗中的应用

第一节 玻璃体黄斑界面疾病概述

随着年龄增长和眼轴变长、玻璃体的液化、玻璃体-视网膜界面的细胞变化使玻璃体后皮质层与视网膜内界膜分离,玻璃体后皮质层和黄斑之间的亲密关系改变,可引发玻璃体黄斑界面(vitreomacular interface,VMI)疾病,主要包括玻璃体黄斑牵引综合征(vitreomacular traction syndrome,VMTS)、黄斑裂孔(macular hole,MH)、黄斑前膜(epiretinal membrane,ERM)、黄斑劈裂等。玻璃体的半透明性状及较低的三维光学分辨率是玻璃体黄斑界面疾病一直被诊断不足的主要原因。随着光学技术的进展,OCT 等辅助检测设备的引入可获得玻璃体黄斑界面疾病更敏感、更具体的信息,使其成为引起人们重视的一组眼底疾病。

(一)玻璃体黄斑界面疾病特征

流行病学研究发现,30~39 岁的眼部健康正常的成年人有一半发生局灶性黄斑周围玻璃体后脱离(posterior vitreous detachment,PVD),而 70 岁或以上有 50% 发生完全性 PVD。据统计,美国有 1.5% 的人群受到与玻璃体黄斑粘连(vitreomacular adhesion,VMA)有关的眼病的影响,视网膜病患者中有 14.47% 被发现有 VMA,其中单眼为 12.39%,双眼为 2.36%。VMTS 在 40 岁以上患者中的患病率估计为 1%,发病率为每年每 10 万人中新增 6.96 例患者。特发性黄斑裂孔(idiopathic macular hole,IMH)多为 50 岁以上中老年人,单眼发病,发病率随年龄增大逐渐增多,50 岁发病率约为 2%,70 岁以上发病率为 12%~20%,总体发病率约为 7%,女性稍多于男性。高度近视人群中,黄斑劈裂发病率为 9%~34%。MH 发病率为 0.02%~0.33%,女性发病率显著高于男性。

目前,关于玻璃体黄斑界面疾病的发生机制尚未完全研究清楚,其发生发展是一个与多种因素相关联的复杂动态过程,早期变化的主要相关危险因素有年龄、高度近视、性别、眼部手术等。VMTS 在 PVD 发生过程中,未完全分离的黄斑区玻璃体视网膜受到已分离的玻璃体的持续轴向牵引,产生视网膜内及表面的病变,如黄斑水肿、黄斑劈裂,出现视力下降、视物变形等相关临床症状。黄斑前膜病理状态下,内界膜作为 RPE 细胞(视网膜裂孔情况下)、成纤维细胞、玻璃体细胞、视网膜胶质细胞增生迁移的支架,在靠近视网膜黄斑区形成了一层无血管的纤维组织膜,打破视网膜上视功能细胞的规律分布,直接影响黄斑区视觉效果,造成中心视力下降,视物变形。其发病初期无明显症状,随病情发展,前膜收缩牵拉导致黄斑不规则皱褶、黄斑区视网膜增厚、中心凹形成异位,造成黄斑区结构破坏,视网膜扭曲变形,出现不同程度视物变形、视力下降、中心暗点及色觉减退。视功能的损害程度与视网膜皱褶、变形情况、膜牵拉程度及视网膜水肿程度密切相关。黄斑劈裂进展缓慢,大部分患者在很长一段时间内维持稳定,后期可能会出现视网膜脱离、黄斑裂孔。黄斑裂孔主要表现为视力下降,感光细胞位移引起的视物变形和中心凹裂孔引起的中心暗点。

　　玻璃体黄斑界面的改变导致多种病理过程产生,OCT 的发展提高了我们对玻璃体黄斑界面动力学的理解。对无症状且无眼部病理的患者,OCT 能提高疾病的识别能力;对有症状的患者,最好的治疗方式还没有达成共识,因此,OCT 应用于黄斑评估和监测将是十分有价值的。目前,亟待更标准化的命名法,并对其异常情况进行分级。国际玻璃体黄斑牵引研究小组讨论并开发了一种基于 OCT 的解剖分类方法,包括 VMT、玻璃体黄斑粘连(VMA)和黄斑裂孔等,具体将于本章第二节详细展开介绍。

(二)玻璃体黄斑界面疾病的多模态影像

　　目前,玻璃体黄斑界面疾病的多模态影像主要包括彩色眼底照相、B 型超声、眼底自发荧光、眼底荧光素血管造影和 OCT 等。多模态影像从多个角度对玻璃体黄斑界面疾病进行定量、定性,监测眼底改变,对疾病诊断具有重要意义。

　　1. **彩色眼底照相**　彩色眼底照相可以直观地记录黄斑周围血管形态与走行、黄斑裂孔、黄斑前膜等病变。黄斑水肿反光增强,黄斑前膜表现为不规则反光或强光泽,似覆盖一层玻璃纸,伴随前膜的增厚和收缩,表现出黄斑表面条纹,周围小血管扭曲,严重的黄斑前膜见黄斑区边界不清的灰白色纤维膜,周围血管严重扭曲,向中央牵拉移位,可伴有黄斑水肿、异位或浅脱离。然而,彩色眼底照相依赖屈光间质透光性,难以发现眼底特别是黄斑部微小病变,尤其难以准确、客观判断黄斑水肿、黄斑裂孔、黄斑前膜等的转归状况。

　　2. **B 型超声**　眼部 B 超通过超声波反射检查眼球结构,具有无创、重复性强、操作便捷等特点,不受屈光介质混浊的影响,清晰显示晶状体后部玻璃体视网膜病变,尤其对视网膜脱离、玻璃体病变的检出率较高。但眼部 B 超对后极部视网膜粗糙、隆起等可疑黄斑病变的分辨率受到限制,检出率较低。研究发现,黄斑中心凹厚度达 $300\mu m$ 时,眼部 B 超无法提示局部增厚,诊断假阴性率高。B 超检查存在眼位不确定、较难精确定位黄斑区位置等缺陷,限制了其在玻璃体黄斑界面疾病中的应用。

　　3. **眼底自发荧光(FAF)**　主要是由光感受器不断脱落的膜盘的不完全代谢降解引起的视网膜色素上皮细胞脂褐素积累所致。脂褐素在蓝光或红外光的刺激下产生 FAF。正常的 FAF 图像是由光感受器视网膜色素上皮复合物正常代谢产生的。以黄斑前膜为例,黄斑前膜可引起视网膜变性,严重时可累及视网膜外层 RPE。从理论上讲,ERM 诱发外层视网膜变形可导致光感受器丢失,使视网膜色素上皮细胞脂褐素密度降低,中央凹低自发荧光。Scheerlinck 等研究发现术前中心凹和静脉旁低自发荧光增大,手术后 6 个月患眼视力较低。Dell'omo 等通过眼底自发荧光检查提出了 ERM 存在视网膜血管印迹(ret vessal printing, RVP)的概念,RVP 的出现是切向牵引的标志,通常伴有严重的视物变形。Dell'omo 等和 Kofod 等在后续观察中量化了浅表血管的位移量,发现了主观性报告视物变形加重的患者视网膜切线运动明显大于未出现视物变形的患者。

4. **眼底荧光素血管造影(FFA)** FFA 不常用于研究影响玻璃体黄斑界面疾病患者黄斑区解剖和功能预后的因素,评估疾病发展的严重程度、手术时机及预后。临床应用受到其侵入性的限制,很难对非血管性视网膜疾病重复进行这种检查。以黄斑前膜为例,ERM 的收缩会引起视网膜血管的形态、位置和通透性的改变,形态异常包括视网膜血管的变直和/或卷曲,以及黄斑区血管拱环变小、变形甚至移位。由于 ERM 几乎透明,FFA 可以清楚地观察 ERM 下变形的视网膜血管行径及渗漏程度。Liu 等发现 ERM 患者 FFA 显示视网膜血管扭曲,且血管渗漏和扭曲程度随黄斑中心凹厚度(central retinal thickness,CRT)和体积的增大而增大,而中央凹无血管区(foveal avascular zone,FAZ)随 CRT 的增大而缩小。Dell'omo 等发现严重 ERM 可引起黄斑劈裂,常导致后极部视网膜内屏障破坏、血管渗漏。李林芮等发现术后黄斑区血管移位及视物变形的改善时间早于视力及 CRT 的恢复时间。因此在临床工作中可考虑根据黄斑区血管移位及患眼视物变形症状侧重决定术中剥除前膜的方向及面积大小,为术后更好地减轻患眼症状提供一定的理论及数据支持。李欢欢等认为 ERM 患者术前 FFA 渗漏程度与术中黄斑中心凹表层出血有直接关系,而在 ERM 的剥离术中,黄斑中心凹视网膜表面出血是患者术后功能预后不良的危险因素。

5. **OCT 和 OCTA** OCT 作为一种高分辨率的影像学检查技术,可以清楚地显示玻璃体后皮质层与视网膜的关系、眼底病变层次及部位,发现黄斑区微小病变,定量地反映牵引的程度和范围,为术者术前疗效评估、术中风险预测、术后长期随访提供了客观的依据。OCT 检查不仅可以了解玻璃体黄斑牵引综合征牵引部组织结构关系的改变,还可以分析手术前后黄斑区视网膜厚度的恢复情况,对手术难度及预后作出评估:①除见玻璃体对黄斑部和视盘的粘连外,中周部玻璃体均发生后脱离,则预示手术难度较小,且手术操作本身对视网膜的损伤较小。②若形成黄斑前膜牵引或玻璃体合并视网膜黄斑前膜牵引,由于 VMTS 的患者多同时具有视网膜前纤维增生,而形成黄斑前膜牵引,预示手术剥离困难,术后前膜易复发。既往文献认为视网膜内界膜与黄斑前膜的形成关系密切,国内的临床报道也发现视网膜内界膜未剥离组有 23.3%~27.% 的病例出现黄斑前膜,采用微创玻璃体切割联合内界膜剥除术可解除玻璃体后皮质对黄斑区视网膜的牵拉,促进黄斑区结构恢复,有效减少 ERM 复发。③若同时伴有不同程度的黄斑囊样水肿,视网膜神经上皮层内出现大小不等的多个囊腔,则预示手术更加困难。黄斑水肿是导致患者视力下降的原因之一,若术前黄斑长期受牵引形成黄斑水肿、神经上皮脱离或牵拉性视网膜脱离,则预示术后视力恢复不佳。倘若长期牵引形成黄斑裂孔,手术虽然解除牵引,但黄斑裂孔周围的感光细胞已经凋亡,手术效果也不佳。因此,手术治疗的目的不仅在于解除玻璃体牵引,预防裂孔形成及扩大,还应该促进已出现黄斑裂孔的边缘视网膜解剖复位,保护残存的视细胞功能。另外 OCT 检查还可以在术后早期对黄斑中心凹形态的恢复情况进行动态观察,为术后随访提供有力的客观依据;还可以部分解释为什么有些患者术后临床观察解剖复位而视力未能明显提高的原因。因此,OCT 检查对玻璃体黄斑牵引综合征的诊断、鉴别诊断、病程发展、病情监测及其手术疗效评估均有重要的临床意义。此外,三维频域 OCT 是 OCT 技术新的扩展,其分辨率较常规二维 OCT 高,对视网膜内结构,特别是黄斑形态和体积的变化较普通 OCT 有极高的分辨率,从而对玻璃体黄斑牵引综合征术前评估和术后视功能的评价有着很高的可信度。

OCT 血流成像(OCTA)可非侵入性检查视网膜血管情况,有良好的检查重复性,且对视网膜血管有清晰的分层和定量分析。目前有多个参数已被用于分析黄斑部疾病对视网膜血管密度及结构的影响,如黄斑中心凹无血管区(FAZ),浅层视网膜毛细血管丛(superficial capillary plexus,SCP)和深层视网膜毛细血管丛(deep capillary plexus,DCP),视网膜外层毛细血管丛(outer retina capillary plexus,OCP)和脉络膜毛细血管丛(choroidal capillary plexus,CCP),黄斑部血管密度比(macular vessel density ratio,MVR)。随着检查仪器的普及,相信关于黄斑部疾病影响视网膜血管结构的研究将会更加广泛及深入,关于不同分期及分型的病变所引起的各种视觉不适有更详细的分析,并对治疗方案的选择及时机提供有效的参考指标。

VMI 的多模态影像为该类疾病的精确诊断提供依据,而随着在 VMI 黄斑评估和监测中的深入应用,OCT 逐渐在该类疾病的诊断、鉴别诊断及预后判断中起到重要作用。

第二节 玻璃体黄斑界面疾病 OCT 图像标志物

玻璃体黄斑界面(vitreomacular interface,VMI)疾病是一类由于 VMI 病理改变而引起的年龄相关性退行性病变,随着 OCT 技术的不断发展,VMI 的 OCT 影像标志物对于该病的诊断越发重要。本节主要从玻璃体后皮质强反射光带、黄斑裂孔、视网膜前高反射光带及黄斑劈裂四个方面详细展开阐述。

一、玻璃体后皮质强反射光带

玻璃体后皮质强反射光带常见于玻璃体后脱离(posterior vitreous detachment,PVD)。PVD 是指玻璃体后皮质从视网膜内表面分离,是一种正常的生理现象。2019 年 9 月,美国眼科学会(American Academy of Ophthalmology,AAO)发布了玻璃体后脱离、视网膜裂孔和格子样变性眼科临床指南,指南中根据 OCT 表现对 PVD 进行了如下临床分期(表 7-2-1、图 7-2-1):

表 7-2-1 PVD 各个分期 OCT 表现

分期	诊断标准
0 期	无 PVD
1 期	中心凹颞侧的旁中心凹区域玻璃体视网膜分离,中心凹处未分离
2 期	中心凹鼻侧及颞侧的旁中心凹区域玻璃体视网膜均分离,中心凹处未分离
3 期	除视盘外,大部分玻璃体与视网膜分离
4 期	完全性玻璃体后脱离

注:临床 PVD 不一定会按照上述分期逐期进展。

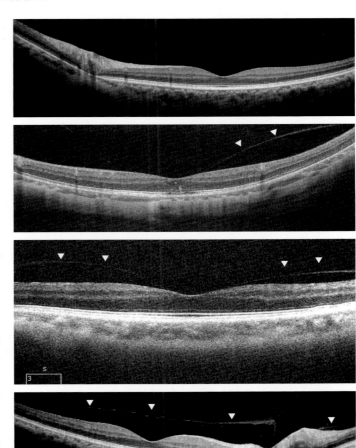

A
B
C
D
E

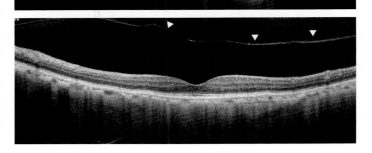

图 7-2-1 PVD 各个分期 OCT 表现

A. PVD 0 期,无 PVD;B. PVD 1 期,中心凹颞侧的旁中心凹区域玻璃体视网膜分离,中心凹处及中心凹鼻侧区域的玻璃体视网膜未分离;C. PVD 2 期,中心凹鼻侧及颞侧的旁中心凹区域玻璃体视网膜均分离,中心凹处未分离;D. PVD 3 期,大部分玻璃体与视网膜分离,仅视盘处未分离;E. PVD 4 期,玻璃体与视网膜完全分离。各图中白色箭头示玻璃体后皮质强反射光带其中 1 期 PVD 又被称为玻璃体黄斑粘连(vitreomacular adhesion,VMA)。参照国际玻璃体黄斑牵引研究小组制定的 VMI 分类标准,依据玻璃体后皮质与内层视网膜粘连范围的直径大小,VMA 可进一步分为局灶型 VMA(≤1 500μm)和广泛型 VMA(>1 500μm)(图 7-2-2);依据是否合并其他黄斑区病变,VMA 可进一步分为独立型 VMA 和并发型 VMA。

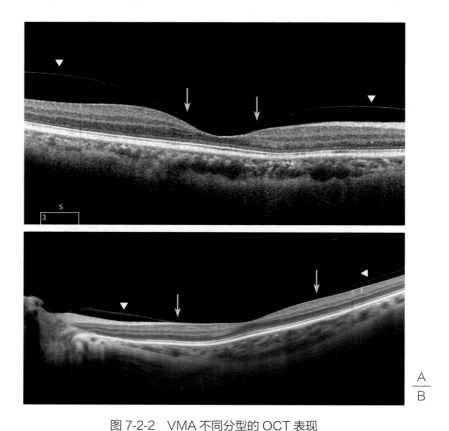

图 7-2-2　VMA 不同分型的 OCT 表现

A. 局灶型 VMA,玻璃体后皮质与内层视网膜粘连范围的直径≤1 500μm;B. 广泛型 VMA,玻璃体后皮质与内层视网膜粘连范围的直径>1 500μm。各图中白色箭头示玻璃体后皮质强反射光带,黄色箭头示玻璃体后皮质与视网膜黏附的边界

当 VMA 持续存在时,玻璃体对黄斑区持续的前后牵引会引起黄斑区结构改变,导致视力下降,这种病理性的改变称为玻璃体黄斑牵引(VMT)。VMT 的 OCT 图像特征是玻璃体后皮质的强反射光带与内层视网膜表面粘连,并对其产生持续的前后牵引。VMT 的直径越小,其对黄斑区的牵拉力量越大。国际玻璃体黄斑牵引研究小组制定的 VMI 分类标准中对 VMT 进行了分级。与该研究小组对 VMA 的分类类似,该小组依据玻璃体后皮质与内层视网膜粘连范围的直径大小,将 VMT 分为局灶型(≤1 500μm)和广泛型(>1 500μm)。局灶型 VMT 多表现为玻璃体后皮质与黄斑中心凹处内界膜的持续粘连和牵引(图 7-2-3),广

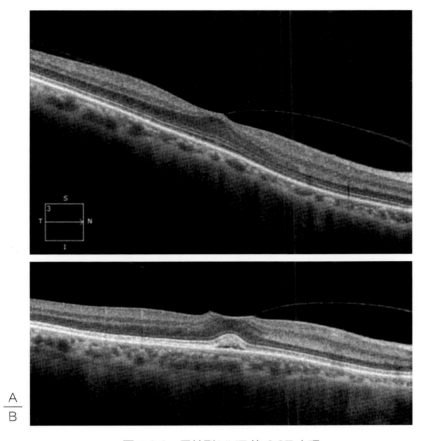

图 7-2-3　局灶型 VMT 的 OCT 表现

A. 典型的局灶型 VMT,玻璃体后皮质对黄斑中心凹局灶性的粘连和牵引;B. 局灶
型 VMT 伴中心凹处神经上皮层脱离

泛型 VMT 则可表现为广泛多点分布或广泛持续粘连,可累及整个后极部视网膜甚至视盘
(图 7-2-4)。依据 VMT 是否合并其他黄斑区病变,该小组又将 VMT 分为独立型 VMT 和并
发型 VMT。VMT 常常可合并 ERM,其 OCT 表现为玻璃体牵拉后极部增生膜,即延伸至玻
璃体腔的反射光带与黄斑部视网膜表面的强的线状反射光带相连(图 7-2-5)。

二、黄斑裂孔

　　黄斑部视网膜内界膜至感光细胞层发生的组织缺损是黄斑裂孔的典型特征,OCT 是评
估黄斑裂孔大小及分期的重要工具,可对黄斑裂孔进行鉴别诊断并作出定性、定量分析,进
而为手术选择提供依据,同时也可以作为预测手术成功与否的重要指标。根据病因,黄斑裂
孔可以分为特发性黄斑裂孔和继发性黄斑裂孔,其中特发性黄斑裂孔是指眼部无明显相关
的原发病变而自行发生的黄斑裂孔,继发性黄斑裂孔则多由眼外伤、手术、黄斑变性、长期的
黄斑水肿、高度近视等原因引起。根据形态,黄斑裂孔可分为板层黄斑裂孔和全层黄斑裂

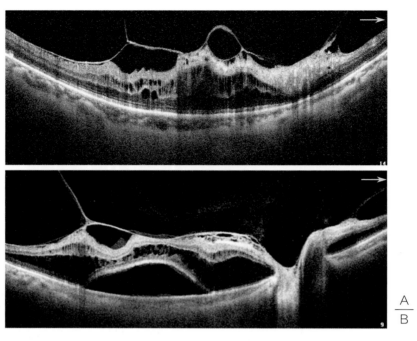

图 7-2-4　广泛型 VMT 的 OCT 表现

A. 广泛型 VMT 合并 ERM 及视网膜劈裂,表现为玻璃体后皮质对内层视网膜广泛
持续的粘连和牵引;B. 广泛型 VMT 合并 ERM、视网膜劈裂及网膜下积液

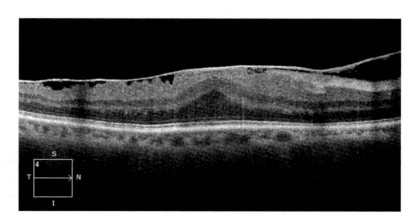

图 7-2-5　VMT 合并 ERM 的 OCT 表现

孔。板层黄斑裂孔可分为外板层孔和内板层孔。外板层孔由大的囊肿塌陷而形成,视网膜
色素上皮层、光感受器细胞层及外丛状层组织丢失,但视网膜内层结构仍存在。内板层孔指
视网膜内层组织缺失凹陷,而外层仍存在,多由囊肿内层破裂所致。全层黄斑裂孔指中心凹
视网膜神经上皮全层组织结构的缺失,外部的视网膜色素上皮层是完整的。

　　根据眼底黄斑裂孔不同阶段的表现,1995 年,Gass 修订了分期标准将黄斑裂孔分为四
期(表 7-2-2)。

表 7-2-2　黄斑裂孔 Gass 分期

分期	诊断标准
Ⅰ期	Ⅰa 期：黄斑中心凹消失，出现黄色斑点，玻璃体后皮质与内界膜附着 Ⅰb 期：视网膜光感受器细胞层放射状伸展，出现黄色晕环
Ⅱ期	黄斑中心凹全层缺损，直径 <400μm
Ⅲ期	黄斑中心凹全层缺损，直径≥400μm。没有玻璃体黄斑分离，无 Weiss 环
Ⅳ期	黄斑中心凹全层缺损伴玻璃体黄斑分离，可有 Weiss 环

　　Ⅰ期黄斑裂孔可见玻璃体对中心凹的牵拉及黄斑囊样改变以及视网膜神经上皮层脱离，OCT 特征为中心凹变浅或消失，中心凹下的低反射，可伴有视网膜前膜或玻璃体牵引（图 7-2-6 ）。

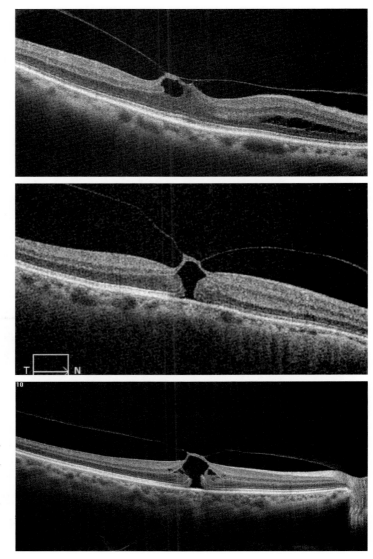

图 7-2-6　Ⅰ期黄斑裂孔的 OCT 表现

A. Ⅰa 期黄斑裂孔；B,C. Ⅰb 期黄斑裂孔

Ⅱ期黄斑裂孔的典型 OCT 表现为神经上皮层的部分断裂,伴有小范围的视网膜组织全层缺失,直径 <400μm,裂孔周围神经上皮层内有囊腔(图 7-2-7)。

Ⅲ期黄斑裂孔的典型 OCT 表现为神经上皮层光带全层消失,直径≥400μm,黄斑裂孔完全形成,裂孔周围不同程度的视网膜脱离及视网膜下液积聚,裂孔周围的神经上皮层内可有囊腔形成(图 7-2-8)。

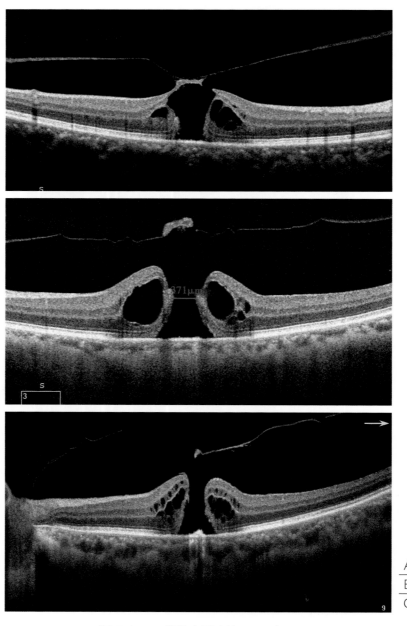

图 7-2-7　Ⅱ期黄斑裂孔的 OCT 表现

黄斑中心凹全层缺损,直径 <400μm

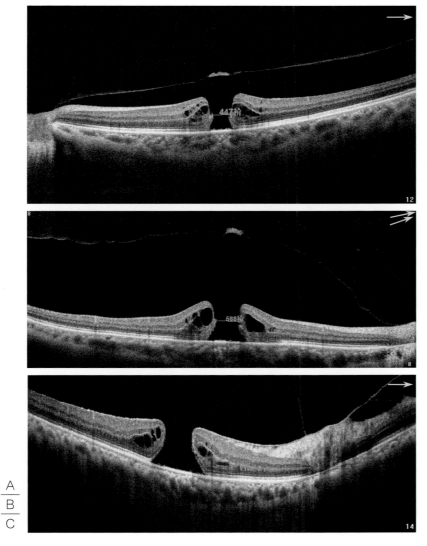

图 7-2-8 Ⅲ期黄斑裂孔的 OCT 表现

黄斑中心凹全层缺损，直径≥400μm。没有玻璃体黄斑分离

  Ⅳ期黄斑裂孔的典型 OCT 表现为神经上皮层光带完全消失，直径≥400μm，裂孔周围的神经上皮层内可有囊腔形成，可见玻璃体后皮质与视网膜完全分离（图 7-2-9）。

  除 Gass 分期标准外，国际玻璃体黄斑牵引研究小组制定的 VMI 分类标准中也提到了黄斑裂孔的分级。该研究小组将全层黄斑裂孔依据裂孔直径大小分为小孔（≤250μm）、中孔（>250μm，≤400μm）和大孔（>400μm），并依据是否合并 VMT，在 Gass 分期的基础上制定了新的黄斑裂孔分期标准（表 7-2-3）：

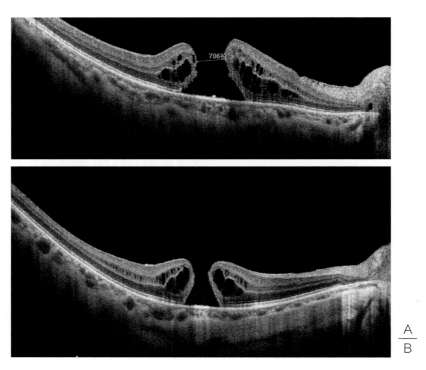

图 7-2-9　Ⅳ期黄斑裂孔的 OCT 表现

黄斑中心凹全层缺损伴玻璃体黄斑分离

表 7-2-3　国际玻璃体黄斑牵引研究小组制定的黄斑裂孔分期

分期	诊断标准	对应 Gass 分期
0 期	VMA	
1 期	VMT 不合并全层黄斑裂孔,可伴有内层和/或外层视网膜结构改变（图 7-2-10）	Ⅰ期
2 期	VMT 合并全层黄斑裂孔,直径≤400μm	Ⅱ期
3 期	VMT 合并全层黄斑裂孔,直径>400μm	Ⅲ期
4 期	全层黄斑裂孔,不合并 VMT	Ⅳ期

　　板层黄斑裂孔在 OCT 上的表现为黄斑区视网膜神经上皮层部分缺失（图 7-2-11）,主要包括以下特点:①黄斑中心凹轮廓结构的异常;②黄斑中心凹内的异常,但不一定伴有组织缺失;③黄斑区视网膜劈裂,劈裂多发生在外丛状层与外核层间;④感光细胞层结构完整。板层黄斑裂孔也可合并其他黄斑病变（见图 7-2-11）,其与全层黄斑裂孔在 OCT 上的主要区分点在于中心凹处外层视网膜感光细胞层结构完整。

　　此外,黄斑裂孔还应与假性黄斑裂孔进行鉴别诊断。假性黄斑裂孔指黄斑部实际上没有组织缺失,而是由于黄斑周围内表面的病变造成视网膜内陷的一种状态,由 ERM 造成视网膜增厚并向黄斑中心凹堆积。其 OCT 特征包括:①凹陷或堆积状的中心凹边界;②多伴

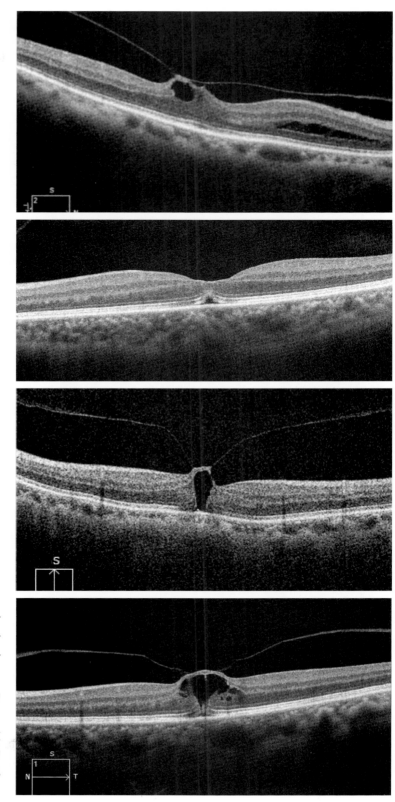

图 7-2-10　1 期黄斑裂孔的 OCT 表现

A. VMT 合并内层视网膜结构改变;B. VMT 合并外层视网膜结构改变;C,D. VMT 合并内、外层视网膜结构改变

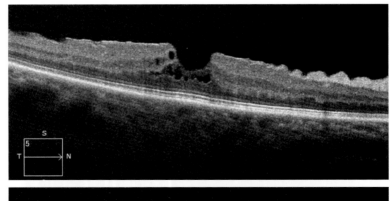

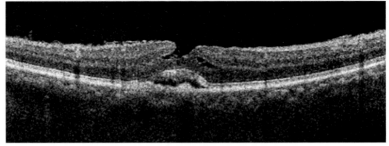

图 7-2-11　板层黄斑裂孔的 OCT 表现

A. 板层黄斑裂孔,表现为黄斑区视网膜神经上皮层部分缺失,常合并 ERM;B. 板层黄斑裂孔合并黄斑出血

有 ERM 且其中央成开口状;③黄斑中心凹轮廓陡峭,但视网膜神经上皮层光带完整,中心凹厚度接近正常;④无视网膜组织缺失(图 7-2-12)。

黄斑板层孔与假性黄斑裂孔的鉴别诊断要点见表 7-2-4。

表 7-2-4　黄斑板层孔与假性黄斑裂孔的鉴别诊断

鉴别要点	黄斑板层孔	假性黄斑裂孔
形状	多圆	多椭圆
裂孔基底	不规则	基本平滑
ERM	有或无	有,典型 ERM
中心凹收缩、抬升	无	有
黄斑中心小凹处视网膜厚度	常降低	上升
黄斑区周围视网膜厚度	常降低	上升
边缘轮廓	两瓣叶状	边缘陡峭
黄斑牵引	有或无	有
视网膜皱褶	无	多有
边缘处视网膜水平劈裂	有	无
内、外节层	多中断	多完整
外界膜	多中断	多完整

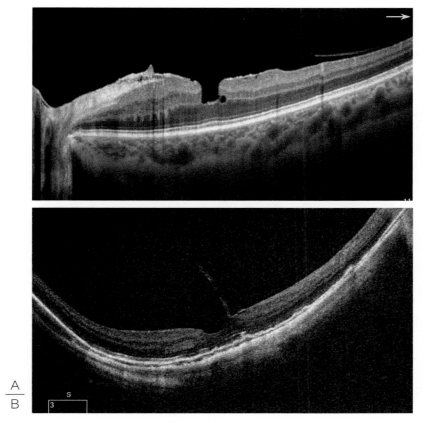

图 7-2-12　假性黄斑裂孔的 OCT 表现
A. 典型的假性黄斑裂孔;B. 高度近视合并假性黄斑裂孔

三、视网膜前高反射光带

　　黄斑部内层视网膜表面的线状高反射光带为 ERM 的典型 OCT 表现。ERM 是黄斑区视网膜上的非血管性纤维增生膜,根据病因,可将其分为特发性 ERM 和继发性 ERM。特发性 ERM 是一种由黄斑部视网膜前膜收缩引起的增生性疾病,发病多与玻璃体后脱离不完全有关,发病率占全部 ERM 的 80%。内界膜作为 RPE 细胞、成纤维细胞、玻璃体细胞、视网膜胶质细胞增生迁移的支架,在靠近视网膜黄斑区形成了一层无血管的纤维组织膜,打破视网膜上视功能细胞的规律分布,直接影响黄斑区视觉效果,造成中心视力下降,视物变形。继发性 ERM 则是由眼外伤、手术、视网膜炎症、糖尿病性视网膜病变等引起,主要由色素上皮细胞、纤维细胞、神经胶质细胞、巨噬细胞、成纤维细胞组成,因视网膜血-眼屏障破坏,引发炎症反应,诱发组织损伤修复及机体炎症保护机制,其形成本质上是一种愈合反应。ERM 的具体 OCT 表现包括:①与黄斑部视网膜内层相连的线状高反射光带,有时与视网膜内层组织广泛粘连而难以分辨其边界,有时可呈波浪形并突向玻璃体腔;②视网膜增厚,如伴有黄斑水肿,可见中心凹变浅或消失;③如 ERM 围绕中心凹,产生向心性收缩,可形成假性黄斑裂孔、黄斑劈裂(图 7-2-13);④可与 VMT 同时存在,如果神经上皮层缺失,则形成板层黄斑裂孔。

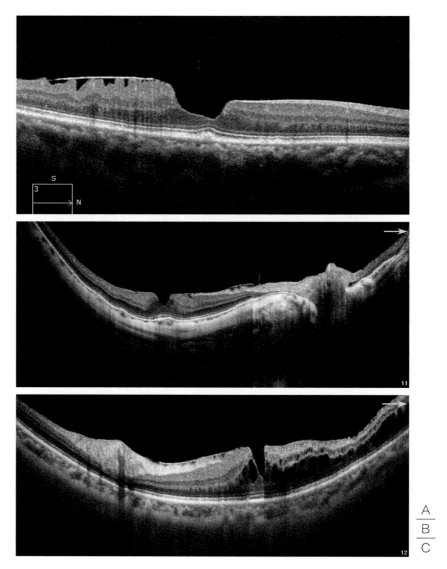

图 7-2-13　ERM 形成假性黄斑裂孔、黄斑劈裂的 OCT 表现

A,B. ERM 形成假性黄斑裂孔;C. ERM 形成假性黄斑裂孔及黄斑劈裂

　　ERM 最经典也是最广泛使用的分级方法是由 Gass 在 1997 年提出的,该分类主要依据眼底表现将 ERM 分为 0~2 级。随着 OCT 的出现,Govetto 等根据 ERM 对视网膜层级结构的影响提出了如下分期方法(表 7-2-5):

表 7-2-5　Govetto 等提出的 ERM 分期标准

分期	诊断标准
1 期	ERM 程度较轻,黄斑中心凹结构存在,视网膜各层结构边界清晰(图 7-2-14)
2 期	黄斑中心凹消失,视网膜外核层增厚,各层结构边界清晰(图 7-2-15)
3 期	黄斑中心凹消失,中心凹内部结构层次紊乱,视网膜各层结构边界清晰(图 7-2-16)
4 期	黄斑中心凹消失,中心凹内部结构层次紊乱,视网膜各层结构紊乱(图 7-2-17)

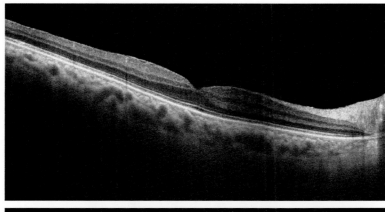

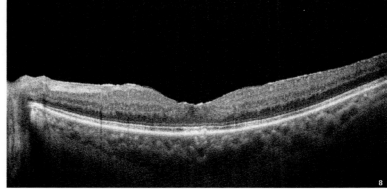

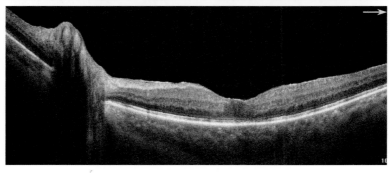

A
B
C

图 7-2-14　1 期 ERM 的 OCT 表现

A~C. 表现为与黄斑部视网膜内层相连的线状高反射光带,黄斑中心凹结构存在,视
网膜各层结构边界清晰

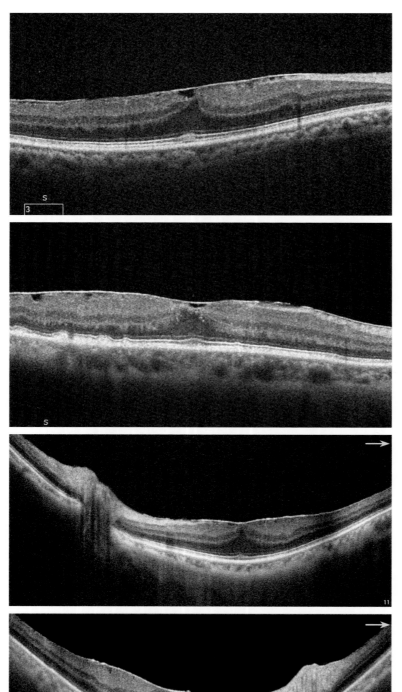

A
B
C
D

图 7-2-15 2 期 ERM 的 OCT
表现

A~I. 黄斑中心凹消失,视网膜外
核层增厚,各层结构边界清晰

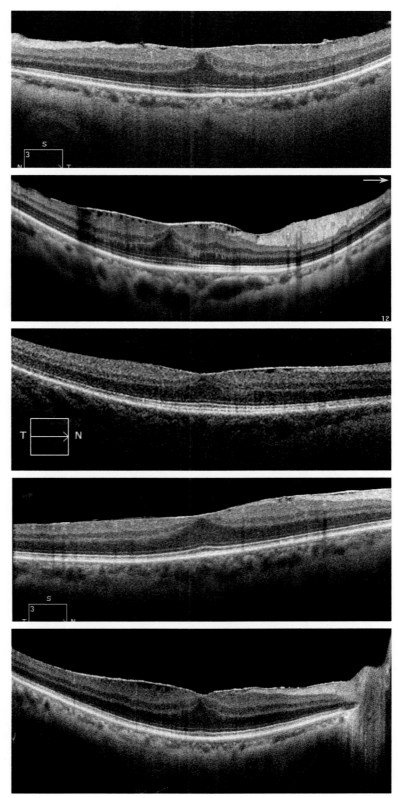

图 7-2-15(续)

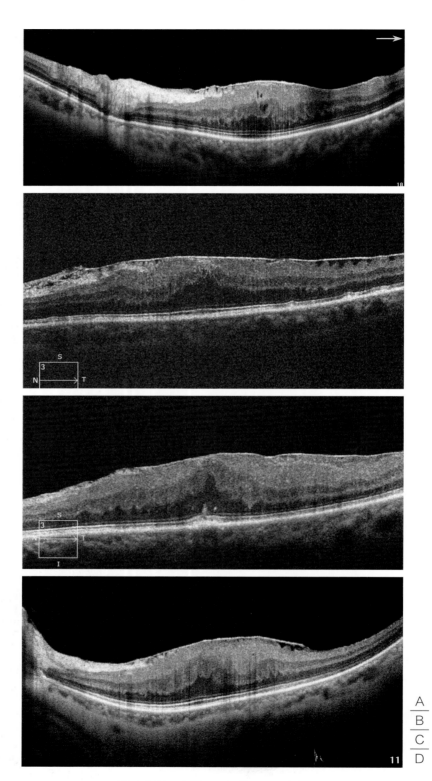

图 7-2-16 3 期 ERM 的 OCT 表现

A~D. 黄斑中心凹消失,中心凹内部结构层次紊乱,视网膜各层结构边界清晰

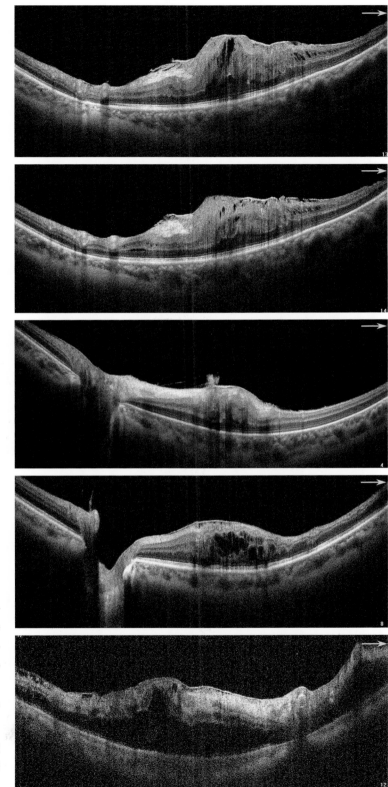

A
B
C
D
E

图 7-2-17 4 期 ERM 的 OCT
表现
A~E. 黄斑中心凹消失,中心凹内
部结构层次紊乱,视网膜各层结构
紊乱

四、黄斑劈裂

黄斑劈裂为黄斑区视网膜的解剖层次间出现了裂开,这种裂开不是纵贯视网膜全层,而是沿着视网膜某一个层面的裂开,仅在 OCT 检查中可以发现。玻璃体视网膜界面的牵拉、黄斑前残留的玻璃体后皮质及视网膜的血管硬化,均可引起黄斑劈裂。黄斑劈裂可为先天性的,也可为继发性的。先天性黄斑劈裂多见于先天性视网膜劈裂症患者,该疾病为 X 性染色体隐性遗传病。继发性黄斑劈裂可见于外伤、高度近视、玻璃体后脱离、视盘小凹、母斑病、早产儿视网膜病变和增殖性糖尿病性视网膜病变等。黄斑劈裂进展缓慢,大部分患者在很长一段时间内维持稳定,后期可能会出现视网膜脱离、黄斑裂孔等,损害视力。

黄斑劈裂的具体 OCT 表现为黄斑区视网膜神经上皮呈两层结构,两层组织间有桥样连接,有竖的且较薄的反射光带相连,可被分割成数个低反射囊腔。黄斑劈裂可仅累及内层视网膜、外层视网膜或同时累及内、外层视网膜(图 7-2-18)。同时,黄斑劈裂还可合并其他黄斑区的异常(见图 7-2-18),如色素上皮脱离、黄斑裂孔、ERM 等。

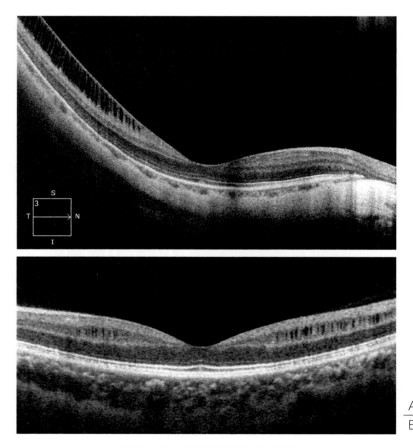

图 7-2-18 黄斑劈裂的 OCT 表现
A,B. 黄斑劈裂仅累及内层视网膜;

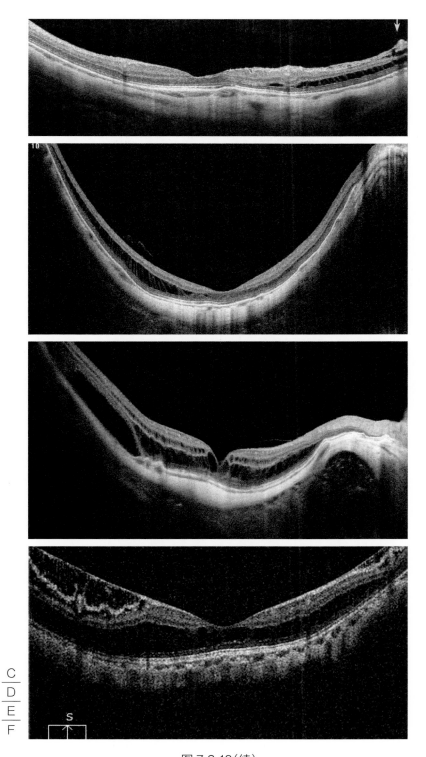

图 7-2-18(续)

C. 黄斑劈裂仅累及外层视网膜;D. 黄斑劈裂合并高度近视,并累及外层视网膜;

E,F. 黄斑劈裂同时累及内、外层视网膜;

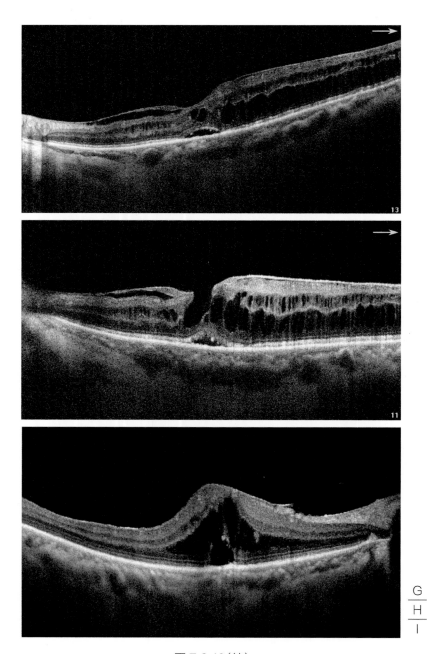

图 7-2-18(续)

G. 黄斑劈裂合并色素上皮脱离；H. 黄斑劈裂合并 ERM、假性黄斑裂孔、色素上皮脱离；I. 黄斑劈裂合并 ERM、外板层黄斑裂孔

第三节 人工智能分析 OCT 图像辅助
玻璃体黄斑界面疾病诊疗

深度学习（deep learning，DL）已被广泛应用于眼部多模态影像的识别，如彩色眼底照相、眼底荧光素血管造影和 OCT 等。其中，人工神经网络算法已应用于包括糖尿病性视网膜眼底病变（diabetic retinopathy，DR），年龄相关性黄斑变性（age-related macular degeneration，AMD），青光眼和早产儿视网膜病变（retinopathy of prematurity，ROP）在内的各类眼部疾病的诊断与筛查中。AI 技术在视网膜疾病中表现突出并拥有巨大潜力，有望在常见视网膜疾病的诊断、疗效判定、疗效预测及治疗方案选择等方面提供重要的参考。

目前，国内外有部分 AI 在玻璃体黄斑界面疾病中的运用报道。早在 2011 年，Liu 等人首次运用全局图像描述符的机器学习方法，使用支持向量机（SVM）来自动区别 OCT 影像中的正常黄斑和黄斑水肿、黄斑裂孔、年龄相关性黄斑变性，为了进一步鉴别病变的亚型，他们还建立了分类器来区分黄斑裂孔类别中的全层裂孔和假性黄斑裂孔。这项早期研究虽然只是对一个中心凹扫描的分析，并且是手动选择的切面，但其是第一个对 OCT 影像黄斑病变进行自动分类的研究，对后来的研究有很好的启发作用。近两年，随着影像技术不断发展，基于 AI 的 OCT 图像分析在玻璃体黄斑界面疾病中的应用逐渐增多，对玻璃体黄斑界面疾病的诊断、治疗及手术预后分析具有指导意义。现就近期相关报道的研究及本团队的最新研究简述如下。

一、辅助疾病诊断

Lu 等于 2018 年开发了一种基于 ResNet 的 OCT 图像自动检测和分类系统，采用 10 倍交叉验证的方法来训练和优化算法。该系统能精确诊断黄斑裂孔、黄斑囊样水肿、视网膜前膜、浆液性黄斑脱离等病变，对提高临床视网膜疾病的诊断效率具有重要价值，临床上需要更多的数据集来进一步优化该系统。朱娟等在 2019 年利用计算机图像特征识别和特征参数提取算法实现了 IMH 的人工智能诊断，通过收集 IMH 患者和同期健康志愿者 OCT 图像进行人工智能学习，利用图像处理和特征识别技术，提取能够区别正常人眼和 IMH 患眼的特征参数，在此基础上得到诊断的初始阈值，达到 IMH 智能诊断的目的。然而，这种基于特征参数提取和智能门限选取的 IMH 自动诊断算法只能有效区分正常眼和 IMH 患眼，距离眼科复杂疾病的综合诊断仍需要后续不断地创新积累。

DL 对 ERM 的识别研究较少。2019 年，Sonobe 等首次在 3D-OCT 图像的 ERM 检测任务中确定 DL 模型优于 SVM。未有研究观察常规 OCT 图像上的这种表现。他们的研究存在一些不足，例如在严重白内障或密集的玻璃体积血导致眼睛清晰度降低时，3D-OCT 较难获取图像；3D-OCT 图像不被所有 OCT 成像机支持，研究中没有调查对常规 OCT 图像的通用性。Lo 等人在 2020 年曾提出识别 OCT 图像 ERM 的 DL 模型,他们回顾性收集了 1 197 例患者的 7 652 张 OCT 图像,其中正常图像 2 171 张,ERM OCT 图像 1 447 张,共使用 3 141 张 OCT 图像作为训练数据集,使用 477 张 OCT 图像作为测试数据集,将非视网膜专科眼科医生对测试数据集的诊断结果与 DL 模型生成的结果进行了比较。他们发现,DL 模型略优于非视网膜专科眼科医生的平均水平,因此建立了可准确识别 OCT 中 ERM 的 DL 模型,该模型对临床医师提高医疗保健的效率和安全性具有一定的指导意义。在如新型冠状病毒肺炎(COVID-19)大流行等医疗负担超载的关键时期,基于 DL 的自动模型还可以帮助临床医生减少医疗工作量。

近期,Stankiewicz 等人利用深度神经网络有效地分割 OCT 图像,对玻璃体黄斑界面疾病中内界膜至玻璃体后皮质部分的病变进行诊断。他们测试了各种类型的神经网络(UNet、Attention UNet、ReLayNet、LFUNet)的语义分割技术,利用 Dice 系数对其有效性进行评估,并与图论技术比较,发现使用相对距离图可提高分割效率,更大的卷积核可提高分割质量,未来有望广泛应用于玻璃体黄斑牵引改变的诊断。

二、预测玻璃体切除和内界膜剥离术后状态

Xiao 等人于 2021 年报道了一种机器学习(machine learning,ML)模型,用于预测玻璃体切除和内界膜剥离(vitrectomy and internal limiting membrane peeling,VILMP)术后 1 个月 IMH 状态。他们训练了 5 种机器学习算法,并通过 10 倍交叉验证方法进行内部验证,同时通过外部验证集进一步测试了性能最好的算法。研究者对来自 4 个眼科中心的 288 只 IMH 眼进行研究。所有患眼在入院时和 VILMP 后 1 个月接受 OCT 检查。首先,使用来自 2 个眼科中心的 256 只眼的 1 792 个术前黄斑 OCT 参数和 768 个临床变量来训练和内部验证机器学习模型。在内部训练集中,使用来自 2 个眼中心的 256 只眼的 920 张术前黄斑 OCT 图像(作为输入)和术后 IMH(闭合或开放)状态(作为输出),使用 VGG16 算法训练 DL 模型。在外部验证集中,使用另外两个眼科中心的 36 只 MH 眼的 72 张术前黄斑 OCT 图像验证 DL 模型的预测精度。基于术前 OCT 参数和临床变量,他们的 ML 模型在预测 VILMP 后 IMH 状态方面具有显著的准确性,其预测精度已被多个眼科中心验证。尽管仅用 36 只眼睛进行外部验证,样本并不大,但在 VILMP 后的 MH 状态预测中显示出了基于 DL 的模型的优秀准确性。同时,他们还建立一种用于黄斑裂孔病因(特发性或继发性)自动分类的 DL 模型,以及用于 VILMP 术后 1 个月黄斑裂孔状态(闭合或开放)可靠预测的多模态深度融合网络(MDFN)模型。4 个眼科中心的 330 只 MH 眼共 1 082 张 OCT 图像和 3 300 个临床数据被用于训练、验证和外部测试 DL 和 MDFN 模型。来自 3 个中心的 266 只眼被随机分为训练集(80%)和验证集(20%)。在外部测试数据集中,从第 4 个眼科中心采集的 64 只眼在基线和 VILMP 后 1 个月接受黄斑 OCT 扫描。他们发现基于 DL 模型可以准确地分类 MH 病因,预测 VILMP 后的 MH 状态。这些模型有助于眼科医师对 MH 的诊断和手术

规划。然而，虽然 MDFN 模型具有良好的适应性和通用性，但样本量依旧相对较小，且人工测量术前黄斑 OCT 参数存在测量误差。

Shumpei 等利用基于 DL 的人工智能技术，建立术前 OCT 图像预测 VILMP 术后视力的模型。该研究评估了 259 例因黄斑裂孔行 VILMP 的术眼。根据术后 6 个月的 Snellen VA 值，研究者将眼分为四组：(A)20/20,(B)20/25~20/32,(C)20/32~20/63 和(D)20/100。随机选取训练数据，每组 20 只眼。测试数据也是随机抽取的，包括 52 只眼，与总数据库中每组眼的比例相同。通过术前 OCT 图像对应术后 VA 值对原始 DL 网络进行训练。术后 VA 的最终预测是基于 DL 网络输出的推断进行回归分析。同时，使用多元线性回归分析，以术前 VA、MH 大小和年龄来预测术后 VA。确定精度值，并在两种模型中计算术后 VA 预测值与实际值的相关系数。他们发现，使用术前 OCT 图像通过 DL 预测 MH 治疗后的 VA，比使用术前 VA、MH 大小和年龄的多元线性回归更准确。与上述 Xiao 的研究类似，为了提高预测精度，还需要大量的训练数据进行验证。由于高度近视 OCT 图像的视网膜形态与轴长和正常眼差别较大，该研究排除了高度近视眼。此外，该研究无法确定 OCT 图像的区域，这是基于 DL 的人工智能预测的重点。进一步的 DL 研究可能阐明这些区域，提供更有用的临床工具。

三、探究特发性黄斑裂孔患眼椭圆体带缺损面积术后变化规律

传统的 IMH 椭圆体带缺损分析都是基于 OCT/OCTA 图像的单帧长度分析，为了全面地分析手术对 IMH 椭圆体带愈合的影响及其变化规律，我们团队首次提出了一种全新的临床评估指标——椭圆体带缺损面积(AEZD)。该指标旨在以二维投影方式直观显示 EZ 变化，并以动态演变的方式挖掘出关于 MH 术后 EZ 更全面、客观的信息。使用 Cirrus HD-OCT 仪对患者黄斑部进行线性扫描及快速扫描。同时获取 128 帧图像数据以供算法三维化分析。采用 MATLAB 图像处理软件结合手动标注的半自动方法，对椭圆体带缺损面积进行定量计算和定性对比。将 2017 年 10 月—2018 年 1 月在南京医科大学第一附属医院眼科确诊为 IMH 并接受玻璃体视网膜手术治疗的 9 例患者的 10 只眼(IMH 患眼)纳入本研究。回顾性选取同期 6 例(6 眼)术后裂孔未闭合、术前术后 OCT、视力数据完整的 IMH 患者，作为对照研究依据。

本项研究中，由具备长期 OCT 阅读经验的眼科医师对黄斑区 SD-OCT 体数据的 B 扫描图像做椭圆体带断点标注，随后利用 MATLAB 提取标注断点的位置信息做投影轮廓图：轮廓图行坐标(x 轴坐标)为 B 扫描帧位置，列坐标(y 轴坐标)为每帧 B 扫描上椭圆体带断点的列坐标。针对轮廓边缘，采用高斯平滑减缓因人工标注而产生的毛刺现象。最后，填充轮廓区域，计算区域面积，得到椭圆体带缺损面积(图 7-3-1);采用层分割商业软件 OCT Explorer 对黄斑区 SD-OCT 图像做层分割，选取 ISOS-BMEIS 对 SD-OCT 体数据做层间均值投影，得到结构投影图;将上述缺损面积轮廓叠加至结构投影图。随后对每个时刻的眼底

图像和结构投影图做图像配准:根据大血管交叉点选取配对点,利用 MATLAB 生成坐标变换矩阵,得到每一时刻眼底-OCT 配准叠加图。随后,对同一患者不同时刻的配准叠加图做不同时刻间图像配准:根据大血管血管交叉点对不同时刻的眼底-OCT 配准叠加图选取配对点,得到不同时刻的配准叠加图,以定性可视化同一患者不同时刻椭圆体带缺损区域的面积变化和位置推移(图 7-3-2)。

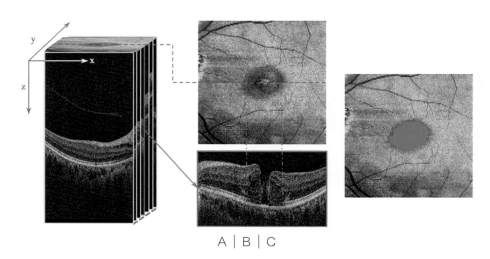

A | B | C

图 7-3-1 定量计算 AEZD 示意图

A. SD-OCT 体数据;B. 投影图 B 扫描对应示意图;C. 投影图上 AEZD

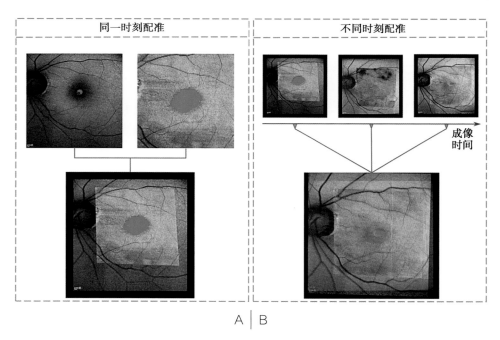

A | B

图 7-3-2 定性对比 AEZD 示意图

A. 同一时刻配准;B. 不同时刻配准叠加

　　研究相关性分析结果显示,IMH 患者术前椭圆体带缺损面积的基线值与裂孔基底径成正相关(r=0.871 3,P<0.001);手术后 1 个月与 3 个月,裂孔闭合组与未闭合组的 AEZD 变化比较,差异均有统计学意义(P=0.046 4、P=0.013 9);裂孔闭合组患者术后（3 个月）视力提升情况与 AEZD 缩小程度显著相关(r=0.742 8,P=0.013 8)。裂孔闭合组椭圆体带的修复趋势呈现三种不同模式(图 7-3-3)。AEZD 动态变化模拟图显示,以椭圆体带中心为参照,10 例裂孔闭合患眼中,1 例愈合趋势呈向颞侧运动趋势,动态演示图可见鼻侧视网膜愈合速度更快,为Ⅰ型;6 例愈合趋势呈向中心方向,周边视网膜愈合速度均匀,向心型愈合,为Ⅱ型;3 例愈合趋势未呈明显规律或尚不明确,为Ⅲ型。

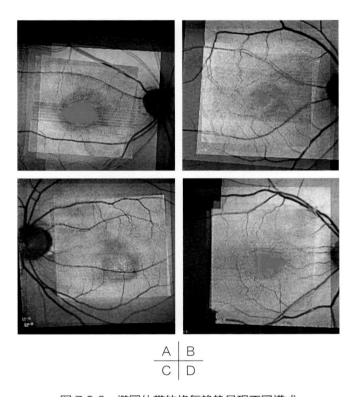

A	B
C	D

图 7-3-3　椭圆体带的修复趋势呈现不同模式

A. 裂孔未闭合患眼,AEZD 愈合缓慢,最后一次随访范围仍较大;B. 裂口闭合患眼:可见鼻侧 AEZD 愈合速度更快,AEZD 呈向颞侧运动趋势（Ⅰ型）;C. 裂孔闭合患眼:可见 AEZD 呈向中心方向愈合趋势,末次随访已接近完全愈合（Ⅱ型）;D. 裂孔闭合患眼:AEZD 变化趋势未见明显规律或尚不明确（Ⅲ型）

　　由于 OCT 对玻璃体黄斑界面疾病进行计算机辅助诊断具有诊断效率高、结果一致性好等特点,所以,智能诊断系统能够帮助临床医师对眼底病患者病情进行更加有效地分析和诊断。近年来,计算机信息系统和医学影像诊断快速发展,AI 在医学领域的发展逐步趋于实用性,然而在临床转化过程中仍面临着较多挑战。样本数较少是 AI 技术面临的普遍困难,需要收集整理更多的试验样本数据,搭建广泛的数据平台对系统进行充分性测试。同时,需要通过大量数据和算法的积累验证才能真正将这一具有颠覆性的前沿技术用于临床诊疗。未来需要建立相当的眼科图像数据库和程序库,针对不同眼病典型特征,建立不同的数据模型和算法模型,并利用 AI 算法进行深度学习,发掘不同症状或者病症之间的关联性。此外,AI 具有比较明确的针对性,而眼底疾病复杂多样,使得综合解决大量眼科疾病的 AI 仍需要一个相对漫长的积累过程。仅仅依靠单个 OCT 图像无法一直保证对特定视网膜疾病的正确诊断,需要将 OCT 血管造影、视野检测、眼底照相等多模态临床图像纳入视网膜疾病的人工智能诊断。这种基于多模态数据的广义人工智能系统有可能彻底改变当前的疾病诊断模式,并产生重大的临床影响。

(陈 雪　丁瑜芝)

参考文献

1. UCHINO E,UEMURA A,OHBA N. Initial stages of posterior vitreous detachment in healthy eyes of older persons evaluated by optical coherence tomography. Arch Ophthalmol,2001,119(10):1475-1479.

2. JOHNSON M W. Posterior vitreous detachment:evolution and role in macular disease. Retina,2012,32 Suppl 2:S174-S178.

3. DUKER J S,KAISER P K,BINDER S,et al. The International Vitreomacular Traction Study Group classification of vitreomacular adhesion,traction,and macular hole. Ophthalmology,2013,120(12):2611-2619.

4. GOVETTO A,LALANE R A,SARRAF D,et al. Insights into epiretinal membranes:Presence of ectopic inner foveal layers and a new optical coherence tomography staging scheme. Am J Ophthalmol,2017,175:99-113.

5. UCHINO E,UEMURA A,OHBA N. Initial stages of posterior vitreous detachment in healthy eyes of older persons evaluated by optical coherence tomography. Arch Ophthalmol,2001,119(10):1475-1479.

6. JOHNSON M W. Posterior vitreous detachment:Evolution and role in macular disease. Retina,2012,32,Suppl 2:S174- S178.

7. LIU Y Y,CHEN M,ISHIKAWA H. Automated macular pathology diagnosis in retinal OCT images using multi-scale spatial pyramid and local binary patterns in texture and shape encoding. Med Image Anal,2011,15(5):748-759.

8. LU W,TONG Y,YU Y,et al. Deep learning-based automated classification of multi-categorical abnormalities from optical coherence tomography images. Transl Vis Sci Technol,2018,28,7(6):41.

9. SONOBE T,TABUCHI H,OHSUGI H,et al. Comparison between support vector machine and deep learning,machine-learning technologies for detecting epiretinal membrane using 3D-OCT. Int Ophthalmol,2019,39(8):1871-1877.

10. LO Y C, LIN K H, BAIR H, et al. Epiretinal membrane detection at the ophthalmologist level using deep learning of optical coherence tomography. Sci Rep, 2020, 21, 10 (1): 8424.

11. 朱娟, 常花蕾, 李进. 特发性黄斑裂孔的人工智能诊断研究. 眼科新进展, 2019, 39 (11): 1040-1043.

12. HU Y J, XIAO Y, QUAN W X. A multi-center study of prediction of macular hole status after vitrectomy and internal limiting membrane peeling by a deep learning model. Ann Transl Med, 2021, 9 (1): 51.

13. STANKIEWICZ A, MARCINIAK T, DABROWSKI A, et al. Segmentation of preretinal space in optical coherence tomography images using deep neural networks. Sensors (Basel), 2021, 21 (22): 7521.

14. OBATA S, ICHIYAMA Y, KAKINOKI M. Prediction of postoperative visual acuity after vitrectomy for macular hole using deep learning-based artificial intelligence. Graefes Arch Clin Exp Ophthalmol, 2022, 260 (4): 1113-1123.

15. XIAO Y, HU Y J, QUAN W X. Development and validation of a deep learning system to classify aetiology and predict anatomical outcomes of macular hole. Br J Ophthalmol, 2023, 107 (1): 109-115.

16. XIAO Y, HU Y J, QUAN W X. Machine learning-based prediction of anatomical outcome after idiopathic macular hole surgery. Ann Transl Med, 2021, 9 (10): 830.

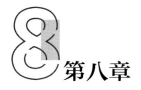

第八章
人工智能分析 OCT 图像在高度近视眼底病变诊疗中的应用

第一节　高度近视概述

(一) 概述

近视是屈光不正的一种类型,多数学者将近视度 >6.00D 归为高度近视。高度近视既有近视现象,又可能合并眼组织的病理改变。我国是近视大国,2020 年全国儿童青少年总体近视率为 52.7%。高度近视与病理性近视密切相关,会导致视力不可逆性损伤。

高度近视的危险因素包括年龄、学龄、学业压力、户外活动时间、性别、种族、家族史等,其中高强度的学业压力及受限的户外活动时间是近视的主要危险因素。病理性近视的危险因素主要为更高的近视屈光度和更长的眼轴,其他的危险因素包括年龄、大视盘、家族史等。目前,大部分低中度近视具有学龄期发生、度数较低、发展慢的特点,且多为单纯性近视,是环境因素和遗传因素共同作用的;而少部分高度近视或病理性近视是家族性的,具有幼年即发生近视、近视度数高、发展快的特点,其发病过程中遗传因素极为重要。图 8-1-1 总结了高度近视的发病危险因素和可能的发病机制。

高度近视引起的视觉症状包括:①视物模糊,当远视力下降且多不能通过验光配镜获得良好的矫正视力时,常提示患者合并高度近视相关并发症,如白内障、视网膜脉络膜萎缩、脉络膜新生血管、黄斑部牵拉性病变等;②视疲劳;③暗适应能力下降;④眼前黑影飘动:主要为玻璃体变性、液化、混浊,形成细微的玻璃体内漂浮物投影在视网膜上而引起;⑤习惯性眯眼:以增加景深,提高视力;⑥眼球突出:主要因高度近视眼轴拉长所致。

高度近视的眼部体征包括眼前节、玻璃体及眼底改变,本章聚焦于高度近视的眼底改变。高度近视眼底改变是在近视眼底病变的基础上,因眼后节的扩张引起眼轴不断延长而逐步引发的一系列眼底病变,按照发生部位可以包括三个部分:①后极部整体的改变,如形成豹纹状眼底、局部萎缩斑或广泛萎缩灶、形成后巩膜葡萄肿及视网膜脉络膜退行性改变;②视盘改变;③视网膜周边改变,如视网膜裂孔、格子样变性、囊性视网膜突起、铺路石样变性、蜗牛迹样变性等。按照病变发生机制可以包括三个部分:牵拉性改变、萎缩性改变、新生

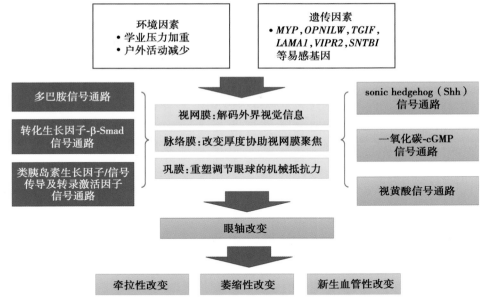

图 8-1-1　高度近视发病机制

血管性改变。具体的病变介绍将于本章第三节详细介绍。

（二）高度近视的多模态影像

高度近视的眼底多模态影像检查意义重大：①从多个角度解析高度近视眼底病损定位、定性，如盘周萎缩的面积和层次定位；②为监测眼底改变提供影像学资料，如后巩膜葡萄肿、地图状萎缩可以导致高度近视老年人群视功能受损；③预测眼底病变的发展，如视盘倾斜预测视神经纤维层萎缩，后巩膜葡萄肿与漆裂纹预测脉络膜新生血管（CNV）的发生。

目前，高度近视的多模态影像存在的挑战主要有：①合并白内障或玻璃体混浊影响直接的彩色眼底照相或血管造影；②过长的眼轴影响 OCT 的检查（聚焦深度不够）；③眼球形态的不规则导致如 B 型超声无法精准测量；④高度近视并发的低阶、高阶像差会影响所有眼底图像采集的质量。

监测高度近视眼底病变的多模态影像主要包括彩色眼底照相（包括超广角眼底照相）、自发荧光眼底影像、近红外眼底影像、眼底血管造影［包括荧光素血管造影（FFA）、吲哚青绿血管造影（ICGA）］、B 型超声、超声生物显微镜（UBM）、OCT、OCTA，以及 MRI。

1. **彩色眼底照相**　在现代眼底成像技术出现之前，眼底照相机是记录高度近视眼底改变的重要工具。传统的眼底照相机可覆盖约 50°左右的视网膜，可以直观地看出眼底视盘形态、血管形态与走行、视盘和黄斑相对位置、视网膜脉络膜萎缩、眼底出血及黄斑裂孔等病变，但是也存在以下几个问题：①视网膜与其下的脉络膜组织缺乏对比度，使得如视网膜劈裂症很难通过眼底彩照直接判读；②二维图像，很难判断后巩膜葡萄肿的边界；③高度近视周边网膜病变，如格子样变性，无法被 50°照相机捕捉到。当然，目前的超广角眼底照相（UWF）可以覆盖眼底 200°范围,足够捕捉到周边的视网膜变性。基于眼底照相的自发荧光可以识别眼底色素上皮变性、增生相关的病变;近红外眼底影像可以更清晰地显示视盘边界和血管影像。

2. **眼底血管造影** 眼底荧光素血管造影(FFA)是判断 mCNV 的"金标准",FFA 造影上 CNV 表现为随着时间延长,黄斑区亮度和面积扩大的强荧光;近来的广角 FFA 造影可以检查到周边网膜无血管区域。ICG 造影通过使用近红外光源,可以降低 RPE 色素和脉络膜血管的光遮挡效应,评估脉络膜血管和炎性改变。

3. **B 型超声和 MRI** 两者在后巩膜葡萄肿和眼球形态方面具有独特优势,但是 B 型超声的精确度受限,而 MRI 并非临床上常规的检查手段。

4. **OCT 和 OCTA** 作为过去 10 年在我国逐渐普及的现代眼底影像学检查设备,OCT 与 OCTA 在高度近视眼底病变检查中具有独特的优势。OCT 具有高分辨率、实时无创、可重复性的优势,可以清晰成像且定量玻璃体、视网膜、脉络膜,甚至巩膜(SS-OCT)结构;此外,近年来发展的广角 OCT 有望使整个眼底成像,加之其高精度、高速扫描、高便利性,OCT 有望取代 3D-MRI 用于后巩膜葡萄肿的成像和分级。而 OCTA 可以不需要造影剂而使视网膜各层及脉络膜毛细血管层血流成像。

第二节 高度近视眼底病变 OCT 图像标志物

一、黄斑区标志物

(一)萎缩性改变

1. **后巩膜葡萄肿** 后巩膜葡萄肿(posterior staphyloma,PS)指眼球后极部局部向后膨隆,通常被认为是病理性近视最主要的特征性病变之一。PS 与黄斑裂孔、视网膜劈裂及脱离、脉络膜视网膜变性萎缩等密切相关。3D-MRI 具有直观显示眼球与 PS 整体形态、PS 与视神经关系的独特优势,可用于 PS 的定性诊断,其缺点是空间分辨率低,不能区分视网膜、脉络膜及巩膜组织,不能显示局部病变。Ohno Matsui 在 Curtin 分型的基础上,依据 3D-MRI 及超广角眼底照相检测了 100 例 PS 最外缘的轮廓情况并对其重新进行分类,分为:Ⅰ型(宽基底黄斑型)、Ⅱ型(窄基底黄斑型)、Ⅲ型(盘周型)、Ⅳ型(鼻侧型)、Ⅴ型(下方型),以及其他型 PS(图 8-2-1)。SS-OCT 基于其空间分辨率高、扫描范围广、能生成三维图像等优点,具有替代 3D-MRI 的趋势。Shinohara 等利用广角扫频光源 OCT(16mm×14mm×5mm)和 3D MRI 对高度近视患者进行 PS 检测,除 2 个非常大的 PS 外,所有 3D-MRI 发现的 PS 都能在广角扫频光源 OCT 图像上显示。

2. **高度近视黄斑萎缩** 高度近视黄斑萎缩(atrophic myopic maculopathy,AMM)主要涉及视网膜各层和脉络膜的萎缩。AMM 的进展与近视度数、眼轴长度、后巩膜葡萄肿、年龄等因素相关。Avila 等人将 AMM 分为六级:M0,黄斑区未见异常;M1,脉络膜泛白与豹纹

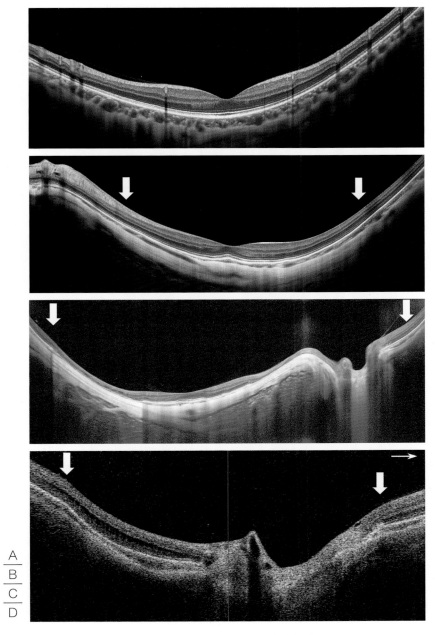

图 8-2-1　高度近视后巩膜葡萄肿

A. 早期尚无明显后巩膜葡萄肿；B. 高度近视进展，局限于后极的后巩膜葡萄肿，Ⅱ型（窄基底黄斑型）；C. 高度近视进一步发展，后巩膜葡萄肿累及黄斑和视盘，OCT 上可以同时扫及黄斑与视盘，Ⅰ型（宽基底黄斑型）；D. 部分高度近视后巩膜葡萄肿局限在视盘周边，Ⅲ型（盘周型）

状眼底;M2,M1 合并后巩膜葡萄肿与漆裂纹;M3,M2 合并 Bruch 膜破裂及浅层脉络膜萎缩;M4,在 M3 的基础上伴随局部深层脉络膜萎缩;M5,地图样萎缩(图 8-2-2)。

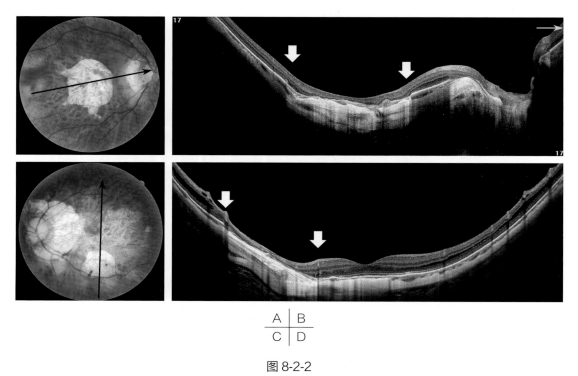

<table>
<tr><td>A</td><td>B</td></tr>
<tr><td>C</td><td>D</td></tr>
</table>

图 8-2-2

A. 累及黄斑区的地图样萎缩,眼底彩照上可以透见巩膜脉络膜大血管和白色巩膜组织;B. 萎缩涉及视网膜各层、脉络膜层;C,D. 黄斑下方局限萎缩

3. **圆顶状黄斑** 高度近视圆顶状黄斑(dome-shaped macular,DSM)指高度近视人群眼底后巩膜葡萄肿在 OCT 影像上表现为黄斑部的向内的凸起现象,通常凸起高度 >50μm。其形态特征主要有圆形凸起、水平方向椭圆形凸起和垂直方向椭圆形凸起。DSM 形成机制尚未明确,目前认为可能与黄斑区局部脉络膜增厚、黄斑区局部巩膜厚度改变、后巩膜葡萄肿进展的适应或代偿、低眼压及玻璃体黄斑牵引相关。DSM 常伴有的眼底并发症主要有浆液性视网膜脱离、脉络膜新生血管、黄斑劈裂(通常在黄斑外区域)及视网膜色素上皮萎缩(图 8-2-3)。

(二)牵拉性改变

1. **黄斑劈裂** 黄斑劈裂(myopic foveoschisis,MF)与后巩膜葡萄肿在空间上彼此相关,与葡萄肿有关的向外牵引力及视网膜前膜或玻璃体视网膜粘连产生的向内牵引力可能是黄斑劈裂的发生因素。Shinohara 等报道,18.7% 的高度近视人群存在黄斑劈裂;伴黄斑劈裂的患眼均存在视网膜外层劈裂,其中 29.4% 同时存在视网膜内层劈裂(图 8-2-4)。

2. **黄斑裂孔** 相较于特发性黄斑裂孔,高度近视性黄斑裂孔形成的年龄更小,并且与近视程度和眼轴长度成负相关。黄斑裂孔通常由玻璃体黄斑界面间玻璃体对黄斑的轴

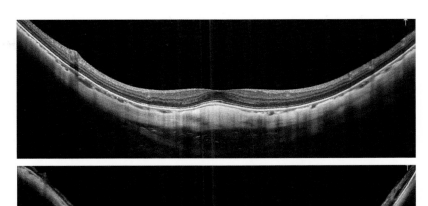

$\dfrac{A}{B}$

图 8-2-3 圆顶状黄斑
A. 后巩膜葡萄肿为黄斑部的向内凸起;B. 圆顶状黄斑合并黄斑前膜,视网膜劈裂

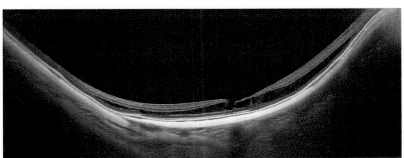

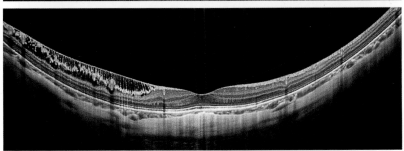

$\dfrac{A}{\dfrac{B}{C}}$

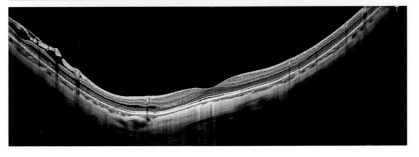

图 8-2-4 黄斑劈裂
A. 黄斑劈裂累及内层视网膜;B. 黄斑劈裂累及神经纤维层和节细胞层;C. 黄斑劈裂同时累及内层和外层视网膜

向和水平方向牵拉力引起；而在高度近视人群，由于眼轴拉长、后巩膜葡萄肿形成、内界膜（internal limiting membrane，ILM）对视网膜的限制常导致黄斑劈裂，黄斑劈裂进一步缓慢进展，更加容易形成黄斑裂孔甚至黄斑裂孔性视网膜脱离。黄斑裂孔可以分为板层黄斑裂孔（lamellar macular hole，LMH）和全层黄斑裂孔（full-thickness macular hole，FTMH）。OCT 有助于鉴别假性黄斑裂孔、板层黄斑裂孔、全层黄斑裂孔、黄斑裂孔性视网膜脱离和黄斑区视网膜劈裂（图 8-2-5）。

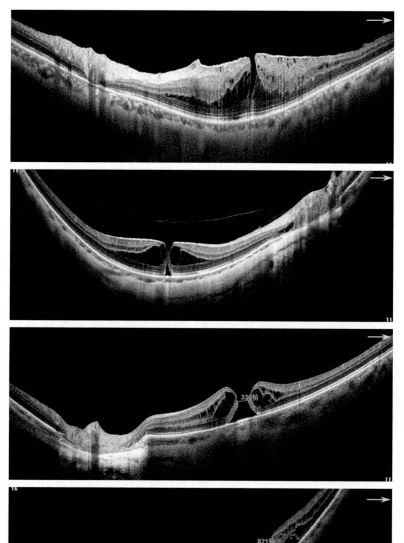

A
B
C
D

图 8-2-5　黄斑裂孔

A. 假性黄斑裂孔，合并黄斑前膜；B. 黄斑裂孔前期；C. 黄斑裂孔，平型，大小 330μm；D. 黄斑裂孔，劈裂型，大小 821μm

LMH 在 OCT 上表现为不规则的中心凹轮廓、中心凹内层视网膜断裂、外核层（ONL）-外丛状层（OPL）分离、可合并椭圆体带（IS/OS）破坏。此外,高度近视 LMH 中,93.2% 合并典型黄斑前膜（epiretinal membrane,ERM）,75% 合并板层黄斑裂孔相关视网膜前增生膜（lamellar hole-associated epiretinal proliferation,LHEP）,68.2% 同时合并典型 ERM 与 LHEP。OCT 上,LMH 上 LHEP 不具有切线方向的牵拉力量,合并 LHEP 的 LMH 患眼视力更差,孔径更大,视网膜增厚,发生椭圆体带缺失的概率较单纯 LMH 患眼高。由于 LHEP 和单纯 LMH 患眼相比,前者同时伴有光感受器细胞层的缺失和更差的视力,故有学者将 LMH 分为牵拉性、退行性两类,LHEP 属于后者。

FTMH 为黄斑中心凹内神经上皮层的全层缺失,通常认为是高度近视黄斑玻璃体牵拉改变的终末期,严重影响视力。Ikuno 等人认为,高度近视 FTMH 可以分为平型和劈裂型。前者与特发性 FTMH 类似,不会引起视网膜脱离;后者的裂孔壁与 RPE 角度更陡峭,是进展为高度近视黄斑裂孔性视网膜脱离的危险因素(见图 8-2-5)。

3. **黄斑裂孔性视网膜脱离** 高度近视黄斑裂孔性视网膜脱离（macular hole retinal detachment,MHRD）发生三要素为:后巩膜葡萄肿形成中玻璃体对黄斑区视网膜轴向牵引力,残余玻璃体后皮质或 ERM 对黄斑中心凹的径向牵引力,以及由于 RPE 萎缩导致的降低的视网膜-脉络膜黏附力。当眼轴超过 28mm,FTMH 相较于 FTMH 合并 MHRD 的患者,OCT 上脉络膜、巩膜厚度更厚,DSM 比例更高,后巩膜葡萄肿高度更低。OCT 上,MHRD 可以分为三型:Ⅰ型 MHRD 局限于黄斑区;Ⅱ型 MHRD 超过黄斑区;Ⅲ型 MHRD 引起全网膜脱离(可能超过 SD-OCT 检测范围)(图 8-2-6)。

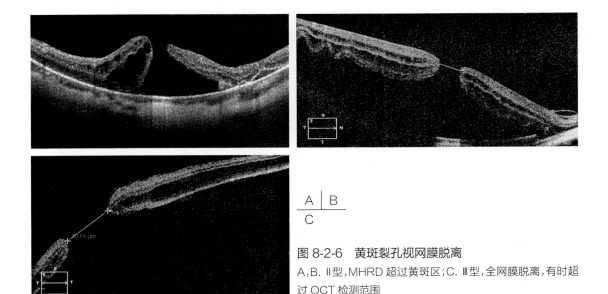

A | B
C

图 8-2-6 黄斑裂孔视网膜脱离
A,B. Ⅱ型,MHRD 超过黄斑区;C. Ⅲ型,全网膜脱离,有时超过 OCT 检测范围

4. **黄斑前膜**　黄斑前膜（epiretinal membrane，ERM）是黄斑区一层半透明、反光组织，检眼镜下似玻璃纸，OCT 上主要表现为视网膜内界膜（ILM）前的异常高反射条带。在高度近视人群中，11.3%~45.7% 的眼底并发 ERM，并表现为多层，伴胶质增生。黄斑前膜分两种：一种生长于 ILM 之上，伴细胞增殖、少胶原纤维，可引起视网膜皱褶、血管牵拉，表现出可见的牵拉力量；一种生长于 ILM 与神经纤维层之间，主要见于黄斑板层孔，也称为板层黄斑裂孔相关视网膜前增生膜（lamellar hole-associated epiretinal proliferation，LHEP），孔的边缘可见这种视网膜前增生，不具有切线方向的牵拉力量，OCT 表现为线状强反射下的中强反射（图 8-2-7）。ERM 在 OCT 上的主要表现有：①视网膜前膜伴黄斑水肿，OCT 图像特征为中心凹形态消失，神经上皮层呈囊样改变或神经上皮层下方为一暗区改变；②增生性 ERM，OCT 图像特征为黄斑中心凹厚度明显增加，神经上皮间或下也可有暗区（水肿），视网膜内层见光带增强增宽的前膜，亦可见前膜呈簇状向玻璃体腔凸起；③ERM 伴板层黄斑裂孔形成，OCT 图像特征为黄斑中心凹神经上皮层部分缺失，中心凹周围的视网膜内层可见光带增强的视网膜前膜；④ERM 伴假性黄斑裂孔形成，OCT 图像特征为黄斑中心凹厚度增加或正常，中心凹呈陡峭样改变，周围视网膜厚度增加，可见光带增强的视网膜前膜。

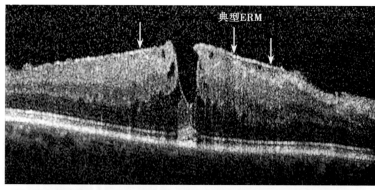

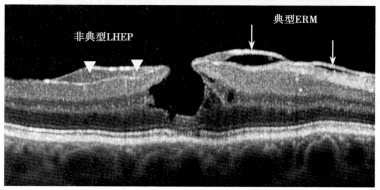

图 8-2-7　假性黄斑裂孔与黄斑板层孔

A. 假性黄斑裂孔，由典型 ERM 牵拉引起；B. 黄斑板层孔，不规则的中心凹轮廓、中心凹内层视网膜断裂、IS/OS 破坏

(三) 新生血管性改变

1. 脉络膜新生血管 在西方国家,高度近视性脉络膜新生血管(myopic choroidal neovascularization,mCNV)在病理性近视中约占 5.2%;在日本,约占 11.3%。50 岁以下人群中,半数以上 CNV 继发于高度近视。虽然 mCNV 诊断的"金标准"为 FFA 或 ICGA,OCT 仍可以为 mCNV 提供丰富的影像数据。

mCNV 可分为活动期、瘢痕期、萎缩期。活动期 mCNV 在 OCT 上表现为 RPE 上方圆顶状隆起的高反射信号区,由于大部分 mCNV 为 2 型,因此,隆起的高反射信号区通常合并视网膜增厚、囊腔、视网膜下液改变(图 8-2-8);ELM 的完整与否是判断 mCNV 是否活动的

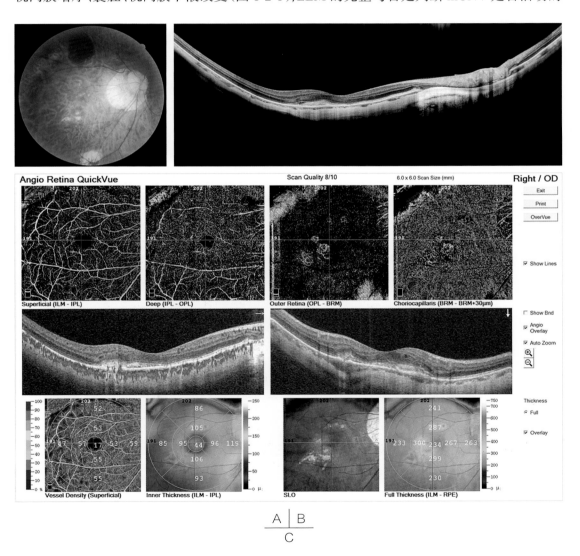

图 8-2-8 高度近视 CNV

A. 眼底彩照,黄斑区萎缩,出血,下方血管弓处萎缩斑,视盘倾斜、选择,周边萎缩弧;B. OCT 提示 RPE 与视网膜间异常高反射信号,属于 2 型 CNV,少许视网膜下液;C. OCTA 清晰提示外层视网膜和脉络膜微血管层的新生血管团

重要标志。瘢痕期 mCNV, OCT 上表现为 mCNV 内表面高反射, CNV 下方组织萎缩, 通常伴随 RPE 的增生和移行, 形成 Fuch 斑。萎缩期 mCNV 变得扁平, mCNV 区域内脉络膜视网膜萎缩, 由于 RPE 凋亡, 其下组织的 OCT 信号变强。

OCTA 对于 mCNV 的诊断有较高的准确率 (90%~94%) 和特异度 (93.75%), 但是, 对于极度长眼轴、严重的视网膜脉络膜萎缩、固视差的患者仍是挑战。OCTA 可以检测到典型 mCNV, 表现为突出 RPE, 位于视网膜外层, 边界清晰, 可呈辐射状、团状、或丝状的异常血管样形态; 而隐匿性 mCNV, 新生血管未突破 RPE 或仅突破 Bruch 膜, 可以在脉络膜毛细血管层 (CC 层) 观察到新生血管形态, 并在 OCT 上相应的层次得到验证。

2. Fuch 斑 Fuch 斑指高度近视患者眼底彩照上黄斑区的黑斑, 它的存在表明 mCNV 处于晚期, 继发于 CNV 的 RPE 细胞异常增生和迁移到视网膜下或视网膜间形成了 Fuch 斑。通常, 典型的高度近视脉络膜视网膜萎缩将围绕 Fuch 斑发展。流行病学提示, Fuch 斑可以在约 1.5% 的高度近视人群中检出。OCT 上, Fuch 斑主要表现为 RPE 之上的异常凸起的高反射信号带。

二、视盘及盘周标志物

(一) 视盘形态改变

1. **视盘大小** OCT 测量视盘边界主要参考其纵向扫描 (B 扫描) 图像上视盘周围巩膜环之间的区域 (图 8-2-9)。OCT 上, 高度近视眼的视盘的面积通常较正视眼大, 且高度近视视盘的增大程度主要与屈光度、轴长相关。

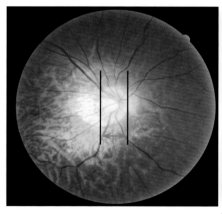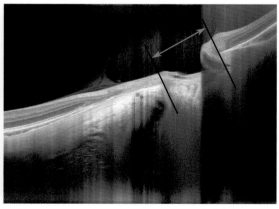

A | B

图 8-2-9 视盘边界测量

A. 眼底彩照上视盘边界及视盘横直径测量 B. 过视盘的 OCT 扫描图, 以巩膜环止点为视盘边界

2. **视盘倾斜** 在 OCT 上, 视盘倾斜通过盘周倾斜指数 (peripapillary tilting index, PTI) 来计算, PTI 主要反映的是视盘全周 24 个扫描径上的 RPE 高度 (图 8-2-10)。在高度近视中, 超过半数的人群有视盘倾斜改变。

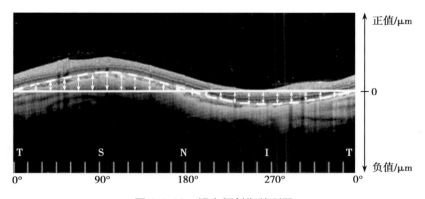

图 8-2-10 视盘倾斜指数测量

3. **视盘旋转** 视盘旋转（rotation）分为视盘垂直旋转、视盘水平旋转和视盘斜向旋转。视盘垂直旋转指视盘围绕垂直轴旋转，在通过视盘的 OCT 横扫描上，视盘垂直旋转的角度定义为 OCT 上视盘两侧 Bruch 膜的夹角（图 8-2-11）。视盘水平旋转角度定义为在通过视盘的 OCT 纵扫描上视盘两侧 Bruch 膜的夹角。视盘斜向旋转为前两者的综合结果。

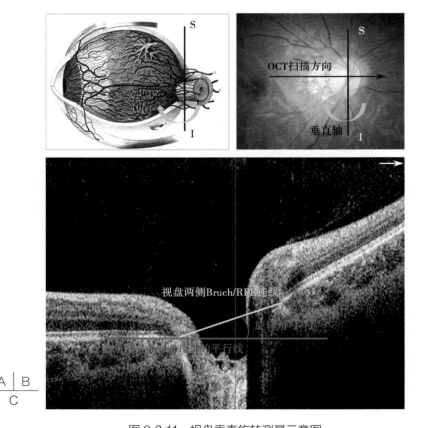

图 8-2-11 视盘垂直旋转测量示意图
A. 眼球模型；B. 眼底彩照上视盘垂直轴、OCT 扫描方向、视盘旋转方向示意；
C. OCT 上视盘垂直旋转角度测量

4. **视盘小凹和弧形斑小凹** 视盘小凹（optical disc pit）和弧形斑小凹（conus pit）在病理性近视患者中较多见。利用 SS-OCT 可较好地观察病理性近视眼底后极部视盘周围细微组织的形态学变化。OCT 上视盘小凹多位于视盘上下缘，且常同时存在于同一眼，偶见于视盘颞侧，常同时伴有巩膜筛板连续性中断的现象；而弧形斑小凹位于视盘周边的萎缩弧内（图 8-2-12）。

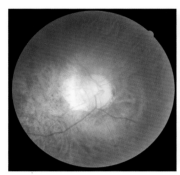 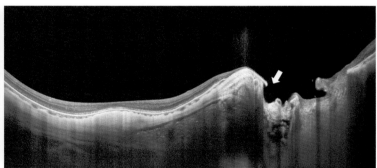

A ｜ B

图 8-2-12　高度近视弧形斑小凹

A. 高度近视患者眼底照相，-13.0D，视盘倾斜，颞侧萎缩弧；B. OCT 扫描图像上发现近视弧形斑小凹

（二）盘周萎缩性改变

1. **盘周视神经萎缩** 盘周视神经纤维层（RNFL）厚度随着年龄增高而降低。在高度近视眼中，每年盘周 RNFL 的变薄程度更明显，这在高龄人群中更明显（图 8-2-13）。

2. **盘周 PPA** 盘周脉络膜视网膜萎缩（peripapillary atrophy，PPA）指视盘周围 RPE 结构紊乱合并脉络膜视网膜变薄甚至萎缩的病理改变。OCT 上，PPA 的核心为 RPE 的结构断裂，根据病变程度进一步划分为 PPA-α、PPA-β、PPA-γ。PPA-α 为 OCT 上的盘周 RPE 不连贯区域，代表早期视盘边缘或者 PPA-β 外缘，RPE 结构紊乱，但尚未完全萎缩消失。PPA-β，在 OCT 上表现为 RPE 的缺失。在 PPA-β 的基础上，如果 Bruch 膜消失，则称为 PPA-γ（图 8-2-14）。PPA 发生率及面积与高度近视的屈光度相关，近视超过-4D、眼轴超过 24.5mm 时，眼底出现 PPA 者占 97% 以上。据统计，69% 为颞侧弧形斑，9.6% 为环状。5% PPA 出现在视盘下方，3.5% 位于视盘上方或者颞上方。

3. **盘周视网膜血流密度** 盘周视网膜血流密度也与盘周 RNFL 相关。随着近视度数加深，盘周视网膜血流密度下降，以颞侧（颞上、颞下）更明显（图 8-2-15）。盘周视网膜血流密度的下降与近视度数、眼轴轴长、视盘倾斜度、是否并发脉络膜空腔、PPA 面积及黄斑萎缩相关。

4. **盘周脉络膜空腔** OCT 对盘周脉络膜空腔（peripapillary intra-choroidal cavitation，PICC）的检出率要高，OCT 上只有 50% 的 PICC 在眼底彩照上表现为橘黄色改变。OCT 上，

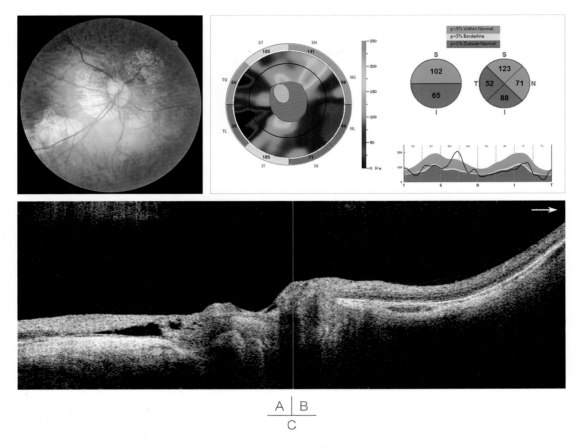

$$\frac{A \mid B}{C}$$

图 8-2-13　高度近视视神经萎缩

A. 高度近视患者眼底彩照,-18.0D,男性,50 岁,眼底视盘倾斜,视盘周边萎缩弧,眼底多处地图样萎缩;B. 该患者的 RNFL 厚度分析,视盘颞侧和下方视网膜 RNFL 明显变薄(红色示 RNFL 厚度下降,绿色示 RNFL 厚度正常);C. 该患者视盘 OCT 扫描

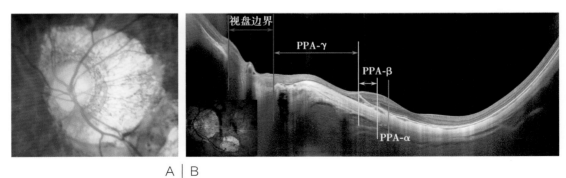

A | B

图 8-2-14　高度近视眼的各型 PPA

女性,55 岁,-16D,眼轴 31mm。A. 眼底彩照,视盘放大图;B. 经视盘的横向 OCT 扫描图。蓝色:OCT 上视盘边界(巩膜边界);橙色:PPA-γ 区域,Bruch 膜消失;黄色:PPA-β 区域,RPE 完全萎缩;绿色:PPA-α 区域,RPE 不规则凋亡

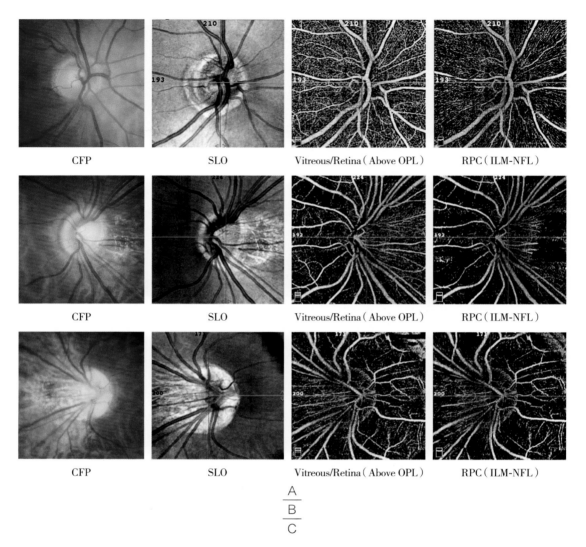

图 8-2-15　近视眼盘周视网膜血流密度改变

A. 男性,-2D,56 岁,眼轴 23.98mm;B. 男性,45 岁,-7.5D,眼轴 25.4mm,并发视盘萎缩,PPA;C. 男性,45 岁,-12.5D,眼轴 26.5mm,视盘极度倾斜,PPA 面积大,视网膜血流密度明显下降

PICC 定义为盘周脉络膜区域的三角形空洞改变,三角形底边为视盘,Bruch 膜与巩膜直接的距离 >200μm(图 8-2-16)。PICC 主要发生于视盘下方和颞侧,颞侧的 PICC 通常较大,有的甚至延伸至黄斑区。

(三) 其他

盘周球后蛛网膜腔隙(SAS) 视神经被盘周球后的蛛网膜下腔(subarachnoid space,SAS)所包裹,SAS 中充满脑脊液。OCT 上,当眼轴长度 >28mm 时,93.2% 的眼底可检测到 SAS,但正视化眼球几乎检测不到 SAS。SAS 大小主要用 OCT 上视神经与软脑膜的最大间距表示,SAS 随着近视度数加深而增大(图 8-2-17)。

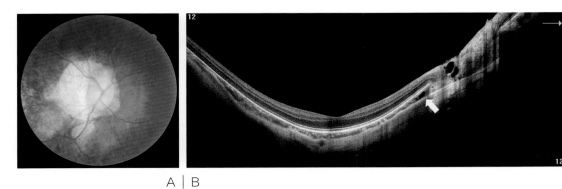

A | B

图 8-2-16 OCT 上盘周脉络膜空腔（PICC）

男性,42 岁,−15.5D。A. 视网膜彩照,视盘颞侧 PPA;B. 经视盘水平扫描 OCT,箭头示 PICC

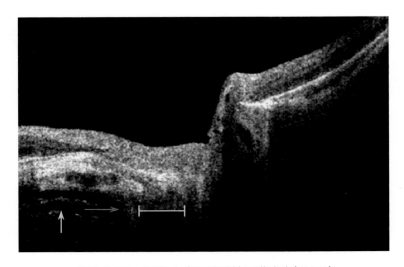

图 8-2-17 OCT 上盘周球后蛛网膜腔隙（SAS）

SAS 测量:软脑膜(红色箭)至视神经的最大距离,黄色箭示球后脂肪组织

第三节 人工智能分析 OCT 图像
辅助高度近视眼底病变诊断

目前,在诊断方面,基于 OCT 图像训练的 AI 模型预测高度近视眼底的黄斑病变的研究报道较少。有相关研究已经论证了 AI 可以基于 OCT 高效判断目标眼球是否合并高度近视或是否合并高度近视性黄斑变性,且有较高的准确性。另外,AI 也用于高度近视眼底组织的定量测量,不仅可以定量 OCT B 扫描图像上的脉络膜厚度,也可以根据脉络膜前后组织信号差异重建脉络膜体积图并进行测量。

　　AI 可基于 OCT 图像预测高度近视的视功能,通过术前 OCT 图像和术后 4 周的最佳矫正视力进行训练,高准确率地预测合并高度近视白内障患者的视力预后。通过整合术前资料和 OCT 黄斑厚度进行训练,AI 可以辅助近视 SMILE 手术方案以达到理想的术眼屈光度。

一、高度近视临床筛查

　　在高度近视的临床筛查方面,利用 AI 技术帮助识别高度近视样例的技术依然较少。Choi 等对深度学习模型区分高度近视与其他视网膜疾病的方案进行了讨论。他们使用的内部 OCT 数据包含三类组别,即无病正常组、高度近视组和其他病变组。AI 模型对经过预处理的一对水平和垂直切片联合起来进行评估。结果表明,以 ResNet50 网络作为骨架的 AI 模型,对三类样本的区分准确性达到了 100%。其他借助 AI 对高度近视的研究还停留在眼底图像的高度近视检测和 OCT 图像中高度近视相关病变的检测。

　　目前还没有利用三维 OCT 数据区分高度近视的相关报道。本研究团队侧重于不借助屈光度和眼轴长度等额外测量指标,利用 AI 模型直接对原始三维 OCT 数据进行评估,达到区分高度近视(屈光度 <-6.00D 或眼轴长度 >26.5mm)和中低度近视(屈光度 0~-6.00D 且眼轴长度 <26.5mm)的目的。研究所使用的数据均来自 Optovue 设备。解码后的三维体数据在长、宽、高三个方向的图像尺寸分别为 400、400 和 640 像素。成像方面,排除部分存在折射伪影的数据及局部成像质量不佳的数据。防止数据中自带的非病理性混杂因素对 AI 模型的学习造成干扰。最终用于研究的数据总共来自 76 个患者的 152 只眼,其中包含 58 个高度近视患者的 118 只眼和 18 个中低度近视患者的 34 只眼。训练集和测试集的划分依照患者独立原则。训练集合包含 54 个高度近视患者的 105 只眼(占总高度近视数量的 89%)和 15 个中低度近视患者的 31 只眼(占总中低度近视数量的 91%),测试集包含 4 个高度近视患者的 13 只眼(占总高度近视数量的 11%)和 3 个中低度近视患者的 3 只眼(占总中低度近视数量的 9%)。

　　本研究所使用的 AI 模型的基础模板为 Resnet。由于 OCT 体数据的维度比常用于 AI 分析的平面图像高出一个维度,因此,本研究将模板中的卷积与采用运算扩增至三维空间。经团队研究员综合分析任务难度与实际运行效率,AI 模型确定为深度版本为 10 的 3D-Resnet-10。数据输入模型前尺寸被缩放为 256 像素 ×256 像素 ×256 像素。在训练过程中,两类样本的数量通过重采样方式进行了数量平衡,单个样本有概率在长和宽方向进行反转以实现训练样本扩充。模型总共训练 20 个周期,采用 Adam 优化器训练参数,参数学习率恒定为 0.000 1,最终训练准确率收敛至 100%。

　　在测试集的分析中,3 只中低度近视眼全部区分正确,13 只高度近视眼仅识别错 1 只,总精度达到 93.75%。如图 8-3-1,利用 Grad-CAM 技术可以对 AI 模型的推断行为进行可视化分析,模型的重点关注区域已用伪彩色标出,其中颜色越红代表模型对该区域的关注度越高。图 A 来自中低度近视组的示例中,模型对视网膜一侧有轻微关注,该区域疑似存在轻

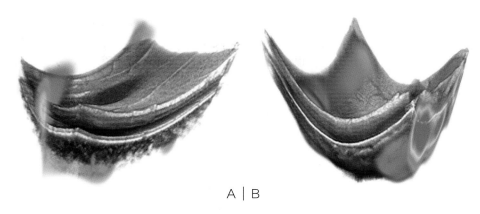

图 8-3-1　AI 模型对三维 OCT 数据的关注区域的可视化展示
A. 来自中低度近视患者；B. 来自高度近视患者

微弯曲，其余区域几乎没有高度近视特征。图 B 来自高度近视组的示例中，模型所关注的区域出现明显弯曲，并且视网膜层的厚度呈现变薄迹象。整个视网膜区域出现大范围重点关注区域，因此，模型有强烈把握将此病例判定为高度近视。本项研究涉及了两处现有报道未曾讨论的问题：①利用 AI 模型区分高度近视与中低度近视。相较于非近视眼，中低度近视患者的视网膜含有一些近视特征，其形态呈现出介于非近视和高度近视的多种过渡形态，区分难度有所提升。②利用 AI 直接分析三维体数据。其他数据集中用于筛查高度近视的通常是精心挑选的某帧 B 扫描图像，加入了大量专家先验，因而数据本身包含了高区分度的特征。而三维数据展示了视网膜更丰富的外貌，需要模型在训练过程中挖掘区分高度近视的特征。研究结果表明，AI 模型可以辨别高度近视和中低度近视。通过可视化分析，AI 模型对视网膜中重点关注的区域与临床经验所涉及的区域高度吻合（图 8-3-1）。后续针对高度近视的发病机制与临床表现等的研究可借鉴此研究的结论。

二、黄斑中心凹无血管区体积分析

传统的黄斑中心凹无血管区（foveal avascular zone，FAZ）分析都是基于 OCT/OCTA 投影图像的二维面积分析，为了全面地分析视网膜病变对 FAZ 的影响，我们团队首次提出了一个全新的临床评估指标——FAZ 体积。该指标旨在以三维方式衡量 FAZ，从而挖掘出关于 FAZ 的更全面、客观的信息。对采用 Optovue 设备获取的 54 只正常眼和 64 只高度近视眼 [球面当量（SE）≤6.00D，眼轴长度≤26mm] 进行临床分析。数据集中排除了信号强度指数（signal strength index，SSI）<7/10 的低质量图像。对照组的入选标准为：①年龄 >18 周岁；②0≤SE≤−3.00D；③无青光眼病史和家族史，眼压正常；④无眼底疾病；⑤无眼科手术及外伤史。

由表 8-3-1 可知：高度近视组，浅层 FAZ（superficial FAZ，sFAZ），体积为（0.004 0±0.002 0）mm³（$P<0.001$），相比对照组体积显著增大，深层 FAZ（deep FAZ，dFAZ），体积为（0.012 0±0.002 4）

mm³（P=0.34），与对照组无显著差异。FAZ 总体积在高度近视组和对照组之间没有显著差异（P=0.38）。sFAZ 面积［（0.320 4±0.071 6）mm²，P=0.03］和 dFAZ 面积［（0.296 0±0.066 7）mm²，P=0.02］均显著大于对照组。高度近视眼的中央黄斑厚度（CMT）与对照眼相比未发现显著差异（P=0.35）。

表 8-3-1　高度近视组对比试验的人口学特征和 FAZ 参数

参数		对照组（54）	高度近视组（64）	P 值
性别比（男/女）		26/28	21/43	0.09
年龄/岁（均值±标准差）		36.31±12.11	35.22±12.86	0.64
FAZ 尺寸参数（均值±标准差）				
CMT/μm		254.84±14.10	252.53±11.98	0.35
面积/mm²	sFAZ	0.286 9±0.084 9	0.320 4±0.071 6	0.03
	dFAZ	0.264 4±0.074 1	0.296 0±0.066 7	0.02
体积/mm³	sFAZ	0.002 7±0.001 1	0.004 0±0.002 0	<0.001
	dFAZ	0.012 6±0.003 9	0.012 0±0.002 4	0.34
	总体积	0.016 1±0.005 0	0.017 0±0.004 9	0.38

（刘庆淮　胡仔仲）

参考文献

1. 刘庆淮. 视盘病变. 2 版. 北京：人民卫生出版社，2021.

2. MORGAN I G，FRENCH A N，ASHBY R S，et al. The epidemics of myopia：Aetiology and prevention. Prog Retin Eye Res，2018，62：134-149.

3. WoNG Y L，SAW S M. Epidemiology of pathologic myopia in asia and worldwide. Asia Pac J Ophthalmol（Phila），2016，5（6）：394-402.

4. OHNO-MATSUI K. Proposed classification of posterior staphylomas based on analyses of eye shape by three-dimensional magnetic resonance imaging and wide-field fundus imaging. Ophthalmology，2014，121（9）：1798-1809.

5. SHINOHARA K，SHIMADA N，MORIYAMA M，et al. Posterior staphylomas in pathologic myopia imaged by widefield optical coherence tomography. Invest Ophthalmol Vis Sci，2017，58（9）：3750-3758.

6. SHINOHARA K，TANAKA N，JONAS J B，et al. Ultrawide-field OCT to investigate relationships between myopic macular retinoschisis and posterior staphyloma. Ophthalmology，2018，125（10）：1575-1586.

7. DELL'OMO R, VIRGILI G, BOTTONI F, et al. Lamellar macular holes in the eyes with pathological myopia. Graefes Arch Clin Exp Ophthalmol, 2018, 256(7): 1281-1290.

8. JO Y, IKUNO Y, NISHIDA K. Retinoschisis: A predictive factor in vitrectomy for macular holes without retinal detachment in highly myopic eyes. Br J Ophthalmol, 2012, 96(2): 198-200.

9. CHOI J A, KIM J S, PARK H Y L, et al. The foveal position relative to the optic disc and the retinal nerve fiber layer thickness profile in myopia. Invest Ophth Vis Sci, 2014, 55(3): 1419-1426.

10. LEE M W, KIM J, SHIN Y I, et al. Longitudinal changes in peripapillary retinal nerve fiber layer thickness in high myopia: A prospective, observational study. Ophthalmology, 2019, 126(4): 522-528.

11. HWANG Y H, YOO C, KIM Y Y. Myopic optic disc tilt and the characteristics of peripapillary retinal nerve fiber layer thickness measured by spectral-domain optical coherence tomography. J Glaucoma, 2012, 21(4): 260-265.

12. TANAKA Y, SHIMADA N, OHNO-MATSUI K. Extreme thinning or loss of inner neural retina along the staphyloma edge in eyes with pathologic myopia. Am J Ophthalmol, 2015, 159(4): 678-682.

13. SHEN L, YOU Q S, XU X, et al. Scleral and choroidal thickness in secondary high axial myopia. Retina, 2016, 36(8): 1579-1585.

14. WONG C W, PHUA V, LEE S Y, et al. Is choroidal or scleral thickness related to myopic macular degeneration? Invest Ophth Vis Sci, 2017, 58(2): 908-913.

15. CHEN Q, HE J, HUA Y, et al. Exploration of peripapillary vessel density in highly myopic eyes with peripapillary intrachoroidal cavitation and its relationship with ocular parameters using optical coherence tomography angiography. Clin Exp Ophthalmol, 2017, 45(9): 884-893.

16. YU J, GU R, ZONG Y, et al. Relationship between retinal perfusion and retinal thickness in healthy subjects: An optical coherence tomography angiography study. Invest Ophth Vis Sci, 2016, 57(9): 204-210.

17. TANAKA Y, SHIMADA N, OHNO-MATSUI K. Extreme thinning or loss of inner neural retina along the staphyloma edge in eyes with pathologic myopia. Am J Ophthalmol, 2015, 159(4): 678-682.

18. MASTROPASQUA R, VIGGIANO P, BORRELLI E, et al. In vivo mapping of the choriocapillaris in high myopia: A widefield swept source optical coherence tomography angiography. Scientific reports, 2019, 9(1): 1-6.

19. SCHERM P, PETTENKOFER M, MAIER M, et al. Choriocapillary blood flow in myopic subjects measured with OCT angiography. Ophthal Surg Las Im, 2019, 50(5): e133-e139.

20. SOGAWA T, TABUCHI H, NAGASATO D, et al. Accuracy of a deep convolutional neural network in the detection of myopic macular diseases using swept-source optical coherence tomography. PLoS One, 2020, 15(4): e0227240.

21. LI Y, FENG W, ZHAO X, et al. Development and validation of a deep learning system to screen vision-threatening conditions in high myopia using optical coherence tomography images. Br J Ophthalmol, 2022, 106(5): 633-639.

22. CAHYO D A Y, WONG D W K, YOW A P, et al. Volumetric choroidal segmentation using sequential deep learning approach in high myopia subjects. Annu Int Conf IEEE Eng Med Biol Soc, 2020, 2020: 1286-1289.

23. WEI L, HE W, WANG J, et al. An optical coherence tomography-based deep learning algorithm for visual acuity prediction of highly myopic eyes after cataract surgery. Front Cell Dev Biol, 2021, 9: 652848.

24. CUI T,WANG Y,JI S,et al. Applying machine learning techniques in nomogram prediction and analysis for SMILE treatment. Am J Ophthalmol,2020,210:71-77.

25. CHOIK J,CHOI J E,ROH H C,et al. Deep learning models for screening of high myopia using optical coherence tomography. Scientific reports,2021,11(1):1-11.

26. DAI S,CHEN L,LEI T,et al. Automatic detection of pathological myopia and high myopia on fundus images. London:2020 IEEE International Conference on Multimedia and Expo(ICME),2020:1-6.

27. XU Q Z,ZHANG W W,ZHU H J,et al. Foveal avascular zone volume:a new index based on optical coherence tomography angiography images. Retina-J Ret Vit Dis,2021,41(3):595-601.

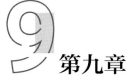

第九章
人工智能分析 OCT/OCTA 图像在神经退行性疾病诊疗中的应用

第一节　神经退行性疾病概述

神经退行性疾病由大脑或脊髓神经元或其髓鞘的丧失所致，随着时间的推移而恶化，产生功能障碍。典型的中枢神经退行性疾病包括阿尔茨海默病（Alzheimer's disease，AD），帕金森病（Parkinson's disease，PD），亨廷顿病（Huntington's disease，HD），肌萎缩侧索硬化症（Amyotrophic lateral sclerosis，ALS）和多发性硬化症（Multiple sclerosis，MS）等。目前，这类疾病的病因尚不明确，且缺乏有效的治疗手段，严重危害患者的身心健康。神经退行性疾病发病所伴随的病理变化是不可逆的，在患者出现认知障碍时，病程往往已到中晚期，此时治疗只能减缓疾病的发展，不能从根本上逆转神经网络的损伤。因此，对于神经退行性疾病应尽量做到早诊断、早治疗，防止疾病进一步发展。

在胚胎发育时期，视网膜和视神经自中脑延伸，因此被认为是中枢神经系统的一部分。视网膜位于眼球壁的内层，由含有特定神经元的层结构构成，具有感光作用：光线进入眼睛，被视网膜最外层的光感受器细胞捕捉，从而触发神经信号级联，信号最终到达视网膜神经节细胞（retinal ganglion cell，RGC），其轴突为视神经纤维，汇聚于视神经。这些轴突延伸到丘脑的外侧膝状体核和中脑的上丘，从中进一步传递信息到更高层次的视觉处理中心，使我们能够感知世界。因此，作为中枢神经系统的延伸，视网膜可呈现与大脑和脊髓相似的结构性、功能性病理反应。

近年来，探寻神经退行性疾病在眼部的生物标记逐渐成为一个新兴研究方向。眼部成像技术发展迅速，其低成本、易于操作的特性为研究眼部生物标志物提供了方便。事实上，在神经退行性疾病患者的眼部检查中已经发现许多变化，且通常先于脑部症状出现，这说明眼科检查或可成为神经退行性疾病早期诊断的重要工具。在本章中，我们归纳了近10年来视网膜关于神经退行性疾病的结构性、功能性标志物研究进展及人工智能的分析应用。

第二节　神经退行性疾病 OCT/OCTA 图像标志物

视网膜内的轴突没有髓鞘,因此视网膜结构组织不受髓鞘干扰,使得视网膜成为观测神经退行、保护甚至自我修复的理想结构。随着成像技术的发展,相干光断层(血流)成像技术[optical coherence tomography(angiography),OCT(A)]已成为眼科临床诊断的主流工具。频域 OCT(spectral-domain OCT,SD-OCT)作为一种可三维成像、非侵入式、速度快、高分辨率的成像模式,已被广泛应用于辅助眼底病的临床诊断中,该模态包含丰富的层结构信息,有助于临床医生观察和监测视网膜、脉络膜的结构、异常或病变。

目前,视网膜的结构参数以层厚度为主。视网膜神经纤维层(retinal nerve fiber layer,RNFL)为内界膜(inner limiting membrane,ILM)以下第一层结构,由神经节细胞发出的轴突即神经纤维构成,沿视盘方向收束;神经节细胞层(ganglion cell layer,GCL)主要由神经节细胞构成,同时含有一些神经胶质细胞和视网膜血管分支;内丛状层(inner plexiform layer,IPL)主要由双极细胞的轴突与神经节细胞的树突联结而成;内核层(inner nuclear layer,INL)由双极细胞构成,该层细胞核成分较多,纤维层较少。这些层结构因包含神经元的组织学特性而成为重要研究对象。除此之外,中央凹形态等参数也被用于衡量结构特征。

一、视网膜层厚度

多发性硬化(MS)是一种因炎症导致中枢神经系统不同区域髓鞘脱失的慢性神经退行性疾病。高达 50% 的 MS 患者存在视力丧失的症状,且大多数情况下视力损伤是伴随病程发展的:随着时间的推移,视神经轴突由于脱髓鞘作用(demyelination)发生退行性变性,在OCT 视网膜成像上反映为视盘旁神经纤维层(pRNFL)、神经节细胞-内丛状层(GCIP)变薄,研究认为可能与局部炎症反应导致的退行性病变有关;此外,在相当大比例的 MS 患者中,内核层(INL)有增厚现象,这一现象或许表明炎症过程先于神经变性。Saidha 等为探究 MS[(分为进展型 MS(progressive MS,PMS)和复发缓解型 MS(relapsing-remitting MS,RRMS)]患者视网膜层结构与脑结构萎缩的对应关系进行了长达 4 年的纵向研究。研究结果显示,MS 患者的 GCIP 萎缩与全脑尤其是灰质的阶段性变化趋势一致,在 PMS 患者中尤其显著。OCT 不仅可用于临床跟踪患者视网膜变化,还可作为观察工具研究假定的神经保护与修复疗法。

阿尔茨海默病(AD)是一种可引发认知障碍的神经退行性疾病,是老年痴呆症的主要原因。在眼部亦可观察到 β 淀粉样蛋白(Aβ)异常沉积这一 AD 典型表现。在 AD 发病前,患者通常经历轻度认知障碍(mild cognitive impairment,MCI),在此期间认知功能下降,但患者仍有生活自理能力。事实上,在 MCI 患者中已经存在视神经和视网膜神经纤维层的退化现象。AD 患者内层视网膜变薄,在长病程患者中更加显著。由于 Aβ 聚集破坏神经细胞,对视网膜层和血管施压,导致血流减少、缺氧、葡萄糖等营养物质缺乏,导致视网膜神经节细胞凋亡和轴突退化,RNFL 和 GCL 厚度与 AD 病程及严重程度成反比关系,或可作为 AD 严重程度的度量指标。

前部缺血性视神经病变(anterior ischaemic optic neuropathy,AION)可分为动脉炎性(arteritic,A-AION)和非动脉炎性(non-arteritic,NA-AION)。A-AION 是由动脉管腔内的炎症引起的;NA-AION 与炎症无关,通常发生在高血压、糖尿病、高胆固醇血症等心血管疾病患者中。Akbari 等对单侧 NA-AION 患者进行前瞻性比较研究,在患病后 1 个月检测到 GCIP 变薄,并持续 3 个月,且 GCIP 先于 RNFL 变薄。NA-AION 患者 GCIP 及 RNFL 变薄可能与局部的微血栓或局部血管狭窄导致的缺血有关。

帕金森病(PD)是一种影响中枢神经系统基底神经节的疾病,其中多巴胺作为神经递质起核心作用。在视网膜中,多巴胺也是调节各种视觉过程的关键物质,这使得许多研究尝试探究 RNFL 厚度变化与病变严重程度之间的关系。关于 RNFL 厚度变化的相关结论尚有争议,一项综合分析评估了不同数据集的合理性,最终得出 PD 患者 RNFL 厚度变薄的结论。此外,一些学者还针对内层视网膜各分层厚度和脉络膜厚度进行分析,但结论有争议性或尚需验证。进行性核上性麻痹(progressive supranuclear palsy,PSP)和多系统萎缩(multiple system atrophy,MSA)是帕金森病的变种。有关 PSP 的研究报告了黄斑区体积整体缩小、旁中央凹区 RNFL 厚度变薄等现象。Schneider 等发现 PSP 患者的外丛状层(outer plexiform layer,OPL)和外核层(outer nuclear layer,ONL)同时变薄,且 OPL/ONL 体积比在区分 PSP 和 MSA 方面高度敏感。一项关于 MSA 的综合分析提出,RNFL 在上下侧及鼻侧显著变薄。这一发现可作为区分 PD 和 MSA 的依据。PD 导致视网膜层厚度改变的机制不完全清楚,具体涉及线粒体功能障碍、氧化应激、神经炎症、兴奋性毒性损伤等。

肌萎缩性侧索硬化症(ALS)是一种影响上下运动神经元的罕见神经退行性疾病。Rojas 等对早期 ALS 患者进行前瞻性研究,评估了初始时间节点和 6 个月后随访的 OCT 表现。结果表明,ALS 患者黄斑区内层视网膜颞侧和下侧厚度增加,6 个月后随访的 RNFL 厚度变薄,且与病变严重程度成弱相关关系。

亨廷顿病(HD)是由于人类 4 号染色体上的 *Huntington* 基因发生变异而导致的遗传性神经退行性疾病,其症状主要表现为人格变化、痴呆症和舞蹈症。亨廷顿病患者颞侧和上侧 RNFL 变薄,黄斑区厚度减少。

二、中心凹形态

中央凹形态一般由凹坑的宽度和深度描述。Spund 等在获取内层视网膜中央区域的厚度之后,利用 MATLAB 软件分别重建了个体和总体平均中央凹三维拓扑结构图。结果表明,PD 患者中央凹厚度变薄。通过观察总体平均中央凹三维拓扑结构,可见中央凹坑部变宽。这一发现也许可作为 PD 的生物标志。Miri 等以内层视网膜旁中央凹与中央凹厚度比

（inner parafoveal thickess/inner foveal thickess, IPT/IFT）量化凹坑深度。比值越接近 1，表示凹坑越浅。PD 患者的中央凹深度显著浅于正常对照组，且 IPT/IFT 与帕金森评级（UPDRS）和病程强相关。

三、血流相关指标

大脑和视网膜血管系统在解剖学上是相互关联的，因此具有相似的功能特征。类似中枢神经系统，眼及视网膜与免疫系统有着独特的联系，其中包括血-眼屏障（blood-ocular barriers, BOB）。例如，血-视网膜内屏障（inner blood-retinal barrier, iBRB），即视网膜毛细血管内皮及其连接，由非分化的内皮细胞组成，与血-脑屏障（blood-brain barrier, BBB）有着相同的辐射状血管网。这些内皮细胞紧密连接在一起，控制眼部血管床和视网膜组织之间的液体和分子流动，防止大分子和其他潜在有害物质泄漏到视网膜。近年来出现了一种基于分频幅去相关血流成像（split-spectrum amplitude-decorrelation angiography, SSADA）算法的 OCT 血流成像（optical coherence tomography angiography, OCTA），其根据 SD-OCT 在同一位置短时间内多次成像去相关得到，对动态（血流）信息高度敏感，大幅提升了毛细血管分辨率，有助于观测视网膜和脉络膜毛细血管丛的结构形态。SSADA 可对血流信息进行量化（图 9-2-1）。通常，OCTA 的 enface 图像有助于医生识别血管形态和血管网异常。enface 血流成像图是通过投射相关剖面深度范围内的血流信息产生的，通常采用最大或者平均去相关值。这个投射过程就是将 3D 的血流成像转变为更易理解的 2D 图像。血流密度在最大去相关血流图上确定，在选定的区域以血管和微血管系统所占据面积的百分比计算。另外，中央凹无血管区（foveal avascular zone, FAZ）面积，血管分形维数（fractal dimension, FD）和偏差百分比（percentage loss）等参数也被用于量化血流指标。

（一）血流密度

多发性硬化（MS）OCTA 表现为旁中央凹与视神经头区域血流密度显著降低。Lanzillo 等进一步研究了 OCTA 参数与扩展残疾状态量表（expanded disability status scale, EDSS）和多发性硬化症严重程度评分（multiple sclerosis severity score, MSSS）的关系，结论为血流密度与 EDSS 逆相关。目前尚未明确视网膜和视神经血流密度降低的原因，但存在病理机制：假设神经节细胞轴突死亡和随之而来的视网膜萎缩导致代谢需求减少，从而视网膜和视神经的血液供应也相应减少。另一假设称炎症脱髓鞘过程直接影响视神经和视网膜血管内皮的完整性，导致血流量减少。这些假设还未被验证。

阿尔茨海默病（AD）患者大脑和眼部能观察到相似的 Aβ 异常沉积现象，加之两个部位具有相似的血管网结构，因此有研究提出假设：视网膜血管网的变化可能作为辅助评估 AD 病情的生物标志物之一。Aβ 斑块沉积对视网膜层和血管施压，导致血流减少、缺氧、葡萄糖等营养物质缺乏。因此，浅层和深层血管丛的血流密度较对照组显著降低。Aβ 斑块在各处聚集对视网膜血管网产生了压力约束，使得中央凹无血管区显著扩大。血流减少最终导

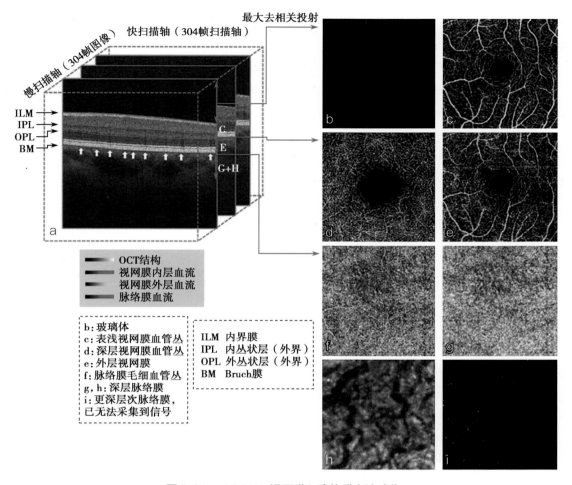

图 9-2-1　SSADA 视网膜和脉络膜血流成像

SSADA 根据 SD-OCT 在同一位置短时间内多层次扫描成像，可对不同层次视网膜和脉络膜血流信息进行量化

致视网膜细胞凋亡，层结构变薄。值得注意的是，GCL 厚度缺失只与深层血流变化强相关。有研究提出假设，这可能是由于浅层大血管较多，对沉积的 Aβ 斑块的敏感程度小于深层血管网。

前部缺血性视神经病变（AION）的两个子类（A-AION、NA-AION）的 OCTA 无差别表现为视神经头区域血流减少。在 NA-AION 患者中，血流减少的程度与外周视野缺失和视力下降程度紧密相关。

高颅压导致的视乳头水肿不仅会损害患者的视力，更会威胁患者的生命。然而通过检眼镜检查法区分真假性视乳头水肿有相当大的挑战性。真性视乳头水肿（papilledema）的 OCTA 表现为：被影响的血管尺寸增大；血管弯曲度以及密度增加。此外，Fard 等论证了较之假性视乳头水肿（pseudo-papilledema），真性水肿具有较大的 OCTA 整体成像密度以及鼻侧环视盘密度，在视乳头水肿等级为一、二的阶段尤其明显。在等级三、四阶段时，该特征不再具有区分度。这一观察说明 OCTA 参数在区分早期真假性视乳头水肿这一诊断难题上具有重要价值。

PD 目前在 OCTA 方面的研究较少,在 Kwapong 等进行的小型前瞻性研究中,视网膜大部分区域血流密度降低,且浅层血管丛的血流密度降低与 IPL、GCL 变薄具有强相关性。目前尚未有关于 PD 变种 PSP 和 MSA 的 OCTA 研究。

糖尿病性视网膜病变(diabetic retinopathy,DR)曾经只被视作糖尿病的微血管并发症,但是最近的研究作出了一种假设:DR 是一种更加复杂的病症,神经退行性变化在其中(尤其是在 DR 初期)有着关键作用。视网膜血管网不受自主神经系统支配,因此,它高度依赖于神经血管单元(neurovascular unit,NVU)的内部稳态机制控制视网膜中的血流。DR 初期,NVU 的维稳作用被损害,触发了连环效应,最终导致目前观察到的微血管缺陷。这其中存在很多关联着神经退行性变化和血流变化的神经保护因子。OCTA 有助于检测 DR 患者的眼部血流变化,主要是微动脉瘤的出现和毛细血管缺失,这些变化在深层毛细血管丛更为显著。这些检测可以反映早期 DR 的神经性退行过程,也可作为研发视网膜神经保护药物的指导依据,从而预防 DR 的出现与恶化。另外,一项值得关注的 DR 研究表明,2 型糖尿病和 AD 的视网膜神经退行病理机制具有相似性。因此,糖尿病患者的 OCTA 有可能作为确认 2 型糖尿病患者更容易产生认知障碍的筛查工具。这种认知障碍会使患者难以遵照治疗方案。但是,这些假说仍需要更大规模的研究验证。

伴皮质下梗死和白质脑病的常染色体显性遗传性脑动脉病(cerebral autosomal dominant arteriopathy with subcortical infarcts and leukoencephalopathy,CADASIL)是一种单基因遗传性脑小血管病,是由位于人类 19 号染色体短臂上的 *Notch-3* 基因突变所致。由于视网膜和脑血管网的形态相似性,研究主要集中于 CADASIL 患者视网膜与脑血流变化方面的关联。CADASIL 患者黄斑区深层血管丛的血流量减少,但视盘、脉络膜毛细血管丛及浅层血管丛未受影响。

沃尔弗拉姆综合征(wolfram syndrome,WS)是一种临床表现为尿崩症、糖尿病、听力损失等的罕见神经退行性疾病。有 OCTA 研究证实视盘周围的毛细血管丛和浅层毛细血管丛血流密度降低,并与对应的 RNFL 变薄具有相关性。

OCTA 还应用于对视觉通路病变(lesion of the visual pathway)患者的观察:深层毛细血管丛血流减少;视盘周围的血流减少,与 RNFL 变薄有对照关系。浅层毛细血管丛的灌注情况并无差异。

(二)中央凹无血管区

中央凹无血管区(FAZ)由黄斑中央相互连接的毛细血管环绕围成,对缺血高度敏感,因此可作为一些病理过程的指示物。例如,AD 中 FAZ 明显扩张,与血流密度显著降低有对照关系。血管分形维度(FD)衡量了血管网分支结构的复杂程度。具体计算方式为:将骨架化之后的二值血管图分为若干小盒,若小盒中包含血管骨架,则计入含血管小盒;此后以不同的小盒尺寸重复该过程;最后,绘制含血管小盒总数的关于小盒尺寸的线性回归直线,其斜率即为 FD。Miri 等利用图像处理工具 Image J 的标准盒计数法对 FD 患者的黄斑区血管测量了分形维度(FD),统计结果表明 FD 与对照组无差异。Ma 等训练了深度学习模型对含 AD 患者的 OCTA 数据集进行血管丛分割,并在二值分割结果上计算 FD,结果显示,AD 组的浅层、深层和黄斑整体血管丛 FD 较对照组显著降低。

我们的团队提出了一种基于轻量级深度网络的快速、鲁棒 FAZ 分割方法,该方法对含有病变的视网膜图像也能快速、准确地定位中央凹并分割 FAZ。另外,有研究提出了偏差百分比(percentage loss)这一参数以直接比较不同量纲指标与参照值的偏离程度。其具体实现方式为:计算与对照组均值的绝对偏差百分比以达到标准化效果。

第三节　人工智能分析 OCT/OCTA 图像辅助阿尔茨海默病诊断

AD 患者和患有轻度认知障碍(MCI)人群的视网膜血管存在不同且特异性的改变。对于神经内科医生而言,早期诊断 AD 仍是一种挑战。以目前的脑部扫描或腰椎穿刺(脊髓穿刺)技术,很难筛查出患有早期 AD 或 MCI 的患者。由于视网膜实际上是大脑的延伸,视网膜的血管恶化程度可能会反映 AD 患者大脑血管的恶化情况。因此,这可能为 AD 患者提供了更容易进行的诊断手段。而这些疾病伴随的视网膜中血管密度的变化或可反映大脑中微小血管的变化,进而对早期 AD 或 MCI 具有诊断意义。

人工智能技术可以从 OCT(A)视网膜图像中挖掘与神经退行性疾病关系密切的特征。美国杜克大学眼科中心的研究人员证实了非侵入性成像技术如何快速检测到人视网膜的变化,从而通过 AI 手段可以反映受试者是否患有 AD 及其病情的发展情况,通过 OCTA 可检测视网膜微小血管的变化或恶化情况,研究人员正在研究视网膜与 AD 之间的联系。这一突破性发现已刊登于 *American Academy of Ophthalmology* 杂志。杜克大学研究人员将 OCT 与角分辨率低相干干涉法相结合获得视网膜数据,并通过层分割和散射信号直方图统计测量生成视网膜层的厚度和纹理特征。通过 AD 小鼠模型研究发现,患病小鼠的视网膜中 RNFL 明显变薄,其神经元表现出结构纹理的变化,可以作为 AD 的早期生物标记。除了采用 OCT 设备自带的层厚度和血流密度等常用特征,还可以采用先进的 AI 技术提取更复杂、更全面的特征。如 Ma 等先采用深度学习技术分割得到 AD 患者的 OCTA 视网膜血管,然后计算得到 FD。结果显示,AD 组的浅层、深层和黄斑整体血管丛 FD 较对照组显著降低。因此,未来随着获取数据量的增加和研究的深入,可以考虑采用最新的 AI 技术对视网膜图像进行更深入的分析,如利用深度神经网络自动提取与 AD 最相关的高层语义特征,并通过可视化的技术将特征对应的视网膜区域显示出来,以便更好地从病理成因方面分析 AD 的发病机制。

　　OCTA 扫描结果显示,与健康对照组和 MCI 组相比,AD 患者存在微小的视网膜血管损伤——浅层毛细血管丛血管密度(VD)和灌注密度(PD)降低(图 9-3-1),而视网膜的黄斑神经节细胞-内丛状层(GC-IPL)在 AD 患者中也比对照组要薄得多(图 9-3-2)。血管密度的差异性改变表明,VD 和 PD 可能是 AD 的影像学生物标志物,其可应用于辅助筛查 AD 患者,以及对 MCI 和 AD 的鉴别诊断。

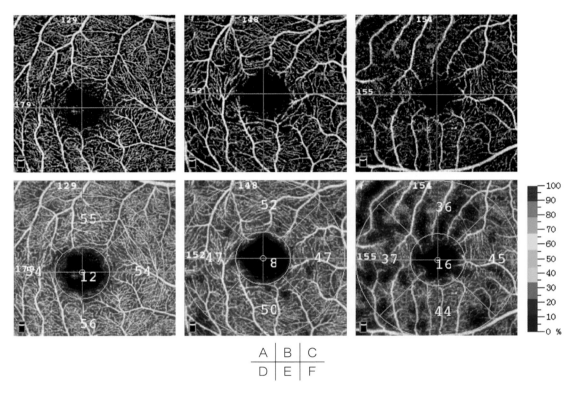

图 9-3-1　对正常人(A、D),MCI(B、E)和 AD 患者(C、F)进行的 6mm×6mm OCTA 扫描

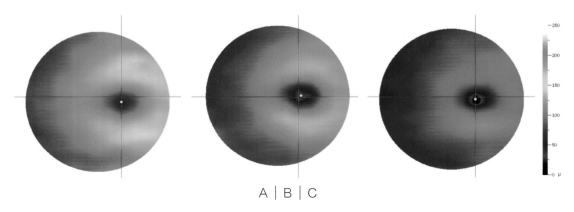

图 9-3-2　对正常人(A)、MCI(B)和 AD 患者(C)进行左眼黄斑的代表性 OCT 图像的神经节细胞分析

(张薇玮)

参考文献

1. SONG G, STEELMAN Z A, FINKELSTEINE S, et al. Multimodal coherent imaging of retinal biomarkers of Alzheimer's disease in a mouse model. Scientific Reports, 2020, 10 (1): 7912.

2. MA Y, HAO H, FU H, et al. ROSE: A retinal OCT-angiography vessel segmentation dataset and new model. IEEE Trans Med Imag, 2021, 40 (3): 928-939.

3. LI M C, WANG Y X, JI Z X, et al. A fast and robust fovea detection framework for OCT images based on foveal avascular zone segmentation. OSA continuum, 2020, 3 (3): 528-541.

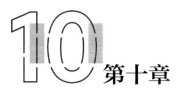

第十章
人工智能分析 OCT 图像在儿童屈光不正相关研究中的应用

第一节　儿童屈光不正概述

在调节放松的状态下,无穷远处物体所成的像没有准确聚焦在视网膜上,称为屈光不正,包括近视、远视和散光(图 10-1-1)。

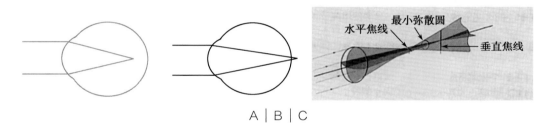

图 10-1-1　近视、远视、散光示意图
A. 近视;B. 远视;C. 散光

1. **近视**　在调节放松状态下,平行光线经眼球屈光系统后聚焦在视网膜之前,称为近视(myopia),近视的发生受遗传和环境等多因素的综合影响,其目前确切的发病机制仍在探索中。其临床表现包括:近视力好、远距视物模糊,常伴有眯眼。近视度数较高者,除远视力差外,常伴有夜间视力差、飞蚊症、飘浮物、闪光感等症状,并可发生程度不等的眼底改变。近视可通过凹透镜矫正,延缓近视发展常使用角膜塑形镜和低浓度阿托品滴眼液。

2. **远视**　当调节放松时,平行光线经过眼的屈光系统后聚焦在视网膜之后,称为远视(hypermetropia 或 hyperopia)。当远视度数较低时,患者可以利用其调节能力,增加眼的屈光力,将光线聚焦在视网膜上,从而获得清晰视力。但由于频繁并过度使用调节,远视者视疲劳症状比较明显。中高度远视视力明显受影响,常造成屈光性弱视,有时伴有内斜视。其眼底常可见视盘小、色红、边缘不清、稍隆起,类似视盘炎或水肿,但矫正视力正常或与以往相比无变化,视野无改变,长期观察眼底无改变,称为假性视盘炎。另外,远视眼常伴有小眼球、浅前房,因此,远视者散瞳前要特别注意观察前房深度。远视眼常用凸透镜矫正。轻度远视如无症状则无须矫正,如有视疲劳和内斜视,即使远视度数低也应戴镜。中度远视或中年以上远视者应戴镜矫正视力,消除视疲劳并防止内斜视的发生。

3. **散光** 眼球在不同子午线上屈光力不同,形成两条焦线和最小弥散斑的屈光状态称为散光(astigmatism)。散光分为规则散光和不规则散光。最大屈光力和最小屈光力主子午线相互垂直者为规则散光,不相互垂直者为不规则散光。规则散光又分为顺规散光(astigmatism with the rule)、逆规散光(astigmatism against the rule)、斜向散光(oblique astigmatism)。散光对视力下降的影响取决于散光的度数和轴位。散光度数高或斜轴散光对视力影响较大,逆规散光对视力的影响比顺规散光大。

在儿童和青少年中,近视是最常见的屈光不正。近视已经成为儿童常见病、多发病,近视发病年龄越来越低,发病率越来越高,高度近视在儿童和青少年近视中的占比也越来越高。可以说近视已经成为全球公共卫生问题。

屈光不正早期多无明显的眼球结构异常,特别是眼底视网膜、脉络膜等改变,所以多模态影像仅在高度近视中应用比较多。OCT 和 OCTA 有助于了解屈光不正,已经广泛应用于近视相关的临床和科研工作,特别是近视发生、发展的病理生理改变。多个研究发现,随着儿童近视度数增加、眼轴延长,视网膜厚度及脉络膜厚度跟着变薄,视网膜微结构也发生改变,视网膜脱离、黄斑裂孔、脉络膜新生血管、视网膜劈裂等病变概率明显增加。早期监测视网膜结构等改变有助于尽早采取干预措施,减少这些并发症的可能性。

第二节　儿童屈光不正 OCT 图像标志物

一、视网膜参数

(一) 正常儿童视网膜发育研究

OCT 越来越多地用于诊断和监测眼部状况,因为其可以对视网膜参数进行定量和定性评估。目前,OCT 的正常值均来自成人,尚无婴幼儿及儿童的正常值范围。从刚出生的婴儿到青少年,眼球不断发育,视网膜各层厚度随着年龄变化而变化,甚至人种不同,厚度也不同。

视网膜厚度与年龄和屈光度的关系:正常儿童中央凹视网膜层厚度(retinal thickness,RT)随着年龄增加而增加(<10 岁),青少年时期保持不变或者下降(>13 岁)。视网膜神经节细胞复合物(ganglion cell complex,GCC)和外层视网膜层(outer retinal layer,ORL)厚度随着年龄增加而下降。以上三者随基线等效球镜(spherical equivalent,SE)的增加而增加。有近视漂移者其 RT、GCC 和 ORL 厚度增加较少或减少更多,9 岁较为显著。认为与近视相关的视网膜变薄可能是儿童期 RT 增加较少而不是青春期 RT 减少所致。9 岁以下的儿童可能正处于近视相关视网膜变薄的关键年龄。人种不同,OCT 测量视网膜数据也不同。与高加索儿童相比,东亚儿童的眼轴(axial length,AL)与平均视网膜神经纤维层(retinal nerve fiber layer,RNFL),下方和鼻侧 RNFL,外侧黄斑和黄斑容积关系更密切。只有东亚和南亚儿童颞侧 RNFL 厚度和 AL 成正相关。而高加索儿童中心凹最小值和中央黄斑厚度与眼轴显著相关。白人和黑人 RT 变化不一样。黑人儿童与白人儿童相比,有更小的黄斑容积和更薄的中心凹厚度,RNFL 更厚,中心凹厚度只与年龄成正相关。在白人儿童,黄斑容积、平均黄斑厚度、平均 RNFL 厚度与 AL 成负相关。RNFL 厚度随着年龄变化不大,跟种族也无关。

(二)视网膜厚度与屈光不正

低中度屈光不正主要表现为视网膜厚度和血流改变。我国儿童平均 RT 约 240μm。关于近视儿童 RT 说法不一。有人认为上方视网膜和中心凹周围区下方视网膜较正常儿童更薄,且中央凹 RT 随着年龄的增长而减少,并随着眼压(intraocular pressure,IOP)的增加而增加,与之前在成年人群中进行的研究一致。也有人认为中央凹处较正视和远视儿童厚,且 RT 与年龄、AL 和周边视网膜 RNFL 厚度之间没有关系。近视者中心凹周围区的 GCC 厚度低于正视或远视者,RNFL 厚度没有差异。本课题组对 4~16 岁(−5.375D≤SE≤4.875D)儿童的研究结果显示,黄斑区 6mm×6mm 范围内平均 RT 为 337μm,中度近视儿童的黄斑区平均 RT(328μm)显著低于正视儿童(337μm)。中央凹 RT 为 233μm,中度近视儿童的中央凹 RT(238μm)与正常儿童(229μm)、远视(232μm)和低度近视(232μm)儿童相比较厚。中央凹 RT 与 AL 成较弱的正相关。远视儿童的 RNFL 厚度(112μm)低于中度近视儿童(125μm)。不同组间的 GCC 相比无显著性差异。近视漂移期间所有视网膜层表示增加或保持不变。12 岁孩子颞侧视网膜变薄提示近视和非近视孩子的眼轴增长都加快。表 10-2-1 为屈光不正与视网膜厚度的关系,高度近视相关的视网膜标志物详见第七章。

表 10-2-1　屈光不正与视网膜厚度变化的关系

	低中度近视	高度近视	远视或弱视
黄斑区平均 RT	无差异	明显变低	—
黄斑旁区域 RT	除鼻侧,其他象限变薄	明显薄	—
中心凹区域视网膜	无变化	变厚	远视性弱视:变厚
GCC 厚度	变薄	平均厚度、上方和下方厚度下降	—
RNFL 厚度	无差异	平均厚度下降,除颞侧外的其他象限下降	—
视盘周围视网膜神经纤维层厚度(pRNFL)	中度近视颞侧无变化,其他象限下降 低度近视无变化	除颞侧外,其他象限变薄	远视:平均变厚,下方明显,其他象限无差异
黄斑神经节细胞-内丛状层(GC-IPL)厚度	—	变薄	—
黄斑体积	无差异	明显变小	—

（三）视网膜血管密度与屈光不正（OCTA）

不同屈光状态儿童呈现的血管结构不同（图 10-2-1）。有报道指出，相比正常儿童，近视眼的浅层视网膜血管密度（superficial retinal vascular density，SRVD）和深层视网膜血管密度（deep retinal vascular density，DRVD）降低，且眼轴、屈光度与整体和中心凹旁 SRVD 密切相关，长眼 SRVD 和 DRVD 均较短眼低。中央凹 SRVD 无显著差异，黄斑无血管区（foveal avascular zone，FAZ）面积增大。本课题组发现不同屈光状态儿童的 SRVD、DRVD 和 FAZ 相比无明显差异。远视屈光参差性弱视（hyperopic anisometropic amblyopia）较正常眼相比，平均中央凹血管密度、SRVD 和 DRVD 包括整个视网膜、中央凹、旁中央凹和中央凹周围区的血管密度均显著降低，中央凹区域（尤其是深部毛细血管丛）的血管密度降低与视力之间存在关联，FAZ 无变化。学者认为高度近视眼轴长、视网膜血管变窄、毛细血管丢失、血管密度降低和 FAZ 面积增大均出现在明显眼底退行性改变之前，详细 OCT 内容见第七章。

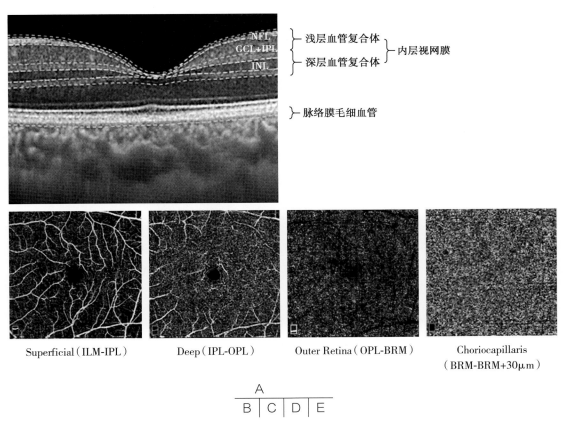

图 10-2-1　视网膜和脉络膜毛细血管层的 enface 图像（6mm）

A. 视网膜血管网和脉络膜毛细血管层分割；B. 内层视网膜浅层血管；C. 内层视网膜深层血管；D. 外层视网膜；E. 脉络膜毛细血管

二、脉络膜参数

（一）脉络膜厚度变化

脉络膜位于视网膜和巩膜之间，有丰富的血管，对于维持正常视力和视功能非常重要。传统认为脉络膜为外层视网膜供氧及其他营养成分、调节眼球温度和眼压。越来越多的研究发现，脉络膜厚度（choroidal thickness，CT）的变化将视网膜移向焦平面，并与巩膜和眼睛的生长相关。早期的时域 OCT 扫描速度慢、图像分辨率差、信噪比低等因素决定了其很难扫描到视网膜色素上皮层（retinal pigment epithelium，RPE）后面的脉络膜。随着 OCT 的技术，特别是增强深度成像（enhanced depth imaging，EDI）技术和长波长 SS-OCT 的发展，清楚的脉络膜成像成为可能。

CT 与种族、年龄、昼夜波动、屈光度等有关。我国正常儿童的平均中心凹下脉络膜厚度（subfoveal choroidal thickness，SFCT）范围为（245±66）~（302±63）μm，取决于不同年龄和屈光不正。8~11 岁轻度近视组孩子的 SFCT 为（262.00±40.57）μm，中度近视组 SFCT 为（236.00±55.08）μm。本课题组观察了 4~16 岁儿童的脉络膜变化，其平均中心凹下脉络膜厚度为 361μm，不同屈光状态儿童的脉络膜厚度无显著差异。年龄 <10 岁与≥10 岁儿童相比，中心凹下脉络膜厚度无统计学差异。儿童 CT 与成人类似，中央区域的脉络膜最厚，周边变薄，鼻侧最薄，随年龄增加而每年增厚 12~14μm。CT 于一天内变化也不同，中午和下午早期时候最薄，晚上最厚，变化幅度为 20~60μm。在诱发近视和远视的动物模型中，CT 的变化先于 AL 和巩膜重塑的变化。亚洲人的 CT 比白人、西班牙裔和非裔美国人薄，鉴于近视在亚洲人群中更为普遍，较薄的 CT 可能是近视发展的一个危险因素。

近视儿童的脉络膜较正视变薄，且随着年龄和近视度数的增加而减少，脉络膜越厚则眼轴生长越慢。在 12 岁近视的孩子中，颞侧脉络膜变薄 1μm，1 年内轴长增加 0.2μm，提示脉络膜变薄眼轴增长更快。近视和非近视 CT 的差异最大区域在中央黄斑区，周边差异变小，且新近视患者的脉络膜变薄更明显。SE 与所有区域 CT 密切相关，AL 和 SE 与 SFCT 密切相关，SE 每减少 1 个单位，SFCT 减少 14μm。AL 每增加 1mm，SFCT 缩小 14~32μm。较厚的视盘周围脉络膜厚度也与较短的 AL 有关。远视儿童除颞侧和下方象限外的大部分区域变厚。

脉络膜变薄发生在近视进展的早期，然后是中心凹周围区域的视网膜变薄，向心进展。GCC 变薄与视网膜变薄同时发生或相继发生，而 RNFL 在近视进展的早期阶段不受影响。这些发现支持脉络膜在调节儿童时期眼睛生长的机制中的潜在作用，而较薄的脉络膜可以预测近视的发生或进展。而脉络膜对控制眼睛生长的作用仍然处于推测之中：可能通过分泌作用于巩膜的生长因子对眼睛生长产生直接影响，或者作为生长因子或信号分子从视网膜向巩膜扩散的屏障，或作为眼球扩张的机械缓冲发挥作用，后期还应在更多的纵向研究和基础试验中进行研究明确。

不同程度近视儿童的脉络膜图像如图 10-2-2 所示。

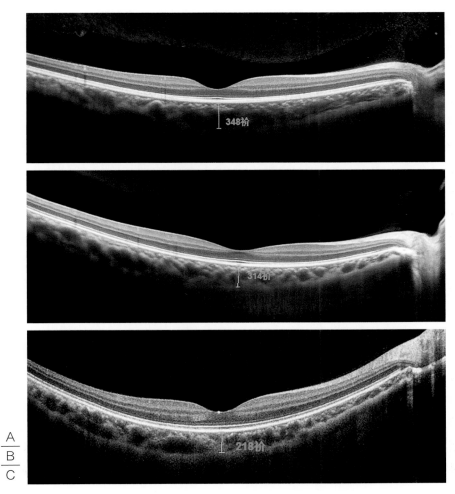

图 10-2-2　不同程度近视儿童的脉络膜厚度图像
A. 低度近视（SE：-2D）;B. 中度近视（SE：-4.5D）;C. 高度近视（SE：-8D）

（二）脉络膜血流变化

目前通过 OCTA 观察近视儿童脉络膜血流的研究较少。近视眼、正视眼和远视眼 AL 和中心凹下脉络膜厚度之间存在负相关。眼轴长的孩子脉络膜血管少,脉络膜毛细血管灌注、脉络膜毛细血管密度和直径降低。年龄、收缩压和测量时间对脉络膜的测量都有影响。因为参数变化比较小,很难预测近视的开始和进展。随着设备的更新换代和算法的改进,可能会有新的突破。

三、巩膜厚度参数

巩膜厚度与种族、年龄、屈光度等多种因素有关。针对中国儿童青少年（6~19 岁）人群的研究发现,近视患者的巩膜比正视眼和远视眼薄,正视眼和远视眼之间没有差异。低度、中度和高度近视儿童的巩膜厚度分别为 534μm、515μm 和 491μm,年龄大的儿童巩膜薄于年龄较小者。远视和正视眼的巩膜厚度相对恒定,一旦屈光状态变为近视,即使在儿童期或近视早期,巩膜厚度也会变薄。这是一个新的突破口,因为之前的研究报告高度近视患者巩膜变薄是近视发生多年后的结果,而不是早期。近视早期发生这种变化可能是为了适应屈光状态的变化和 AL 的增加,但具体发病机制尚不清楚。其中巩膜厚度测量方法为 SS-OCT 测量脉络膜-巩膜界面与巩膜外缘之间的垂直距离。

第三节　人工智能分析 OCT 图像测量脉络膜参数

对一般的屈光不正,主要还是通过视力、屈光度(包括电脑验光和检影验光)和眼轴的检查来诊断。脉络膜变薄可能发生在近视早期或眼轴变长之前,而且近视漂移快的孩子,脉络膜厚度减少也快,动物试验和人体试验均发现药物和环境对脉络膜有影响,这些具有启发性的发现表明,脉络膜厚度减少可能是近视发展的标志物,成为一个非常重要的观察指标。

我们在图像二值化方面也做了一些工作,如图 10-3-1 所示。二值化辅以 SFCT 的测量方法,有望进一步明确脉络膜的精确变化。长眼总脉络膜面积(total choroid area,TCA),管腔面积(lumen area,LA),基质面积(stroma area,SA),脉络膜血管指数(choroidal vascular index,CVI)均较短眼降低。

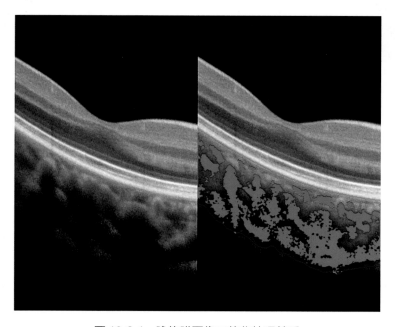

图 10-3-1　脉络膜图像二值化处理前后

　　除二值化以外,借助人工智能的脉络膜厚度自动分析就非常重要。目前多数需要手动分析脉络膜厚度,本团队前期在脉络膜厚度自动测量方面做了一些工作。针对不同 OCT 视网膜图像的质量情况提出了如下几种脉络膜层自动分割方法:①针对高质量的 HD-OCT 视网膜图像,提出了基于灰度渐变距离的分割方法;②针对中等质量的 EDI-OCT 视网膜图像,提出了基于脉络膜血管定位的分割方法;③针对低质量的 SD-OCT 视网膜图像,提出了 EDI-OCT 图像辅助的分割方法。图 10-3-2 所示为三种不同成像质量下的脉络膜层表现示意图,EDI-OCT 和 HD-OCT 都是通过增加成像积分时间的方式提升图像质量,所以图像中的斑点噪声明显低于单帧的 SD-OCT 图像,但不能获得成像间隔很小的三维视网膜图像,所以只能测量得到脉络膜层的厚度;而快速成像的 SD-OCT 图像能够测量得到脉络膜层的厚度和体积。基于脉络膜层自动分割结果,可以测量脉络膜层厚度,并取得与人工测量结果相近的精度,但速度更快、效率更高。

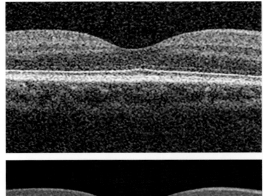
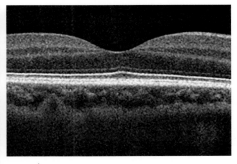
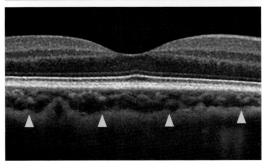

A | B
C

图 10-3-2　脉络膜层在三种不同质量 OCT 视网膜图像上的表现
A. 单帧的 SD-OCT B 扫描图像;B. 5 帧平均的 EDI-OCT B 扫描图像;C. 20 帧平均的 HD-OCT B 扫描图像,其中的黄色三角指示的是脉络膜与巩膜的分界面,即脉络膜层的下边界

　　脉络膜层的分割难度主要体现在脉络膜层的下边界,即脉络膜与巩膜的交界面(choroid and sclera interface,CSI)分割。接下来我们通过分析 CSI 在三种不同质量 OCT 视网膜图像中的表现特性介绍三种不同的脉络膜层分割方法。

(一) HD-OCT 脉络膜层分割

　　图 10-3-3 展示了 CSI 在 HD-OCT 图像中的表现特性,可以看出,CSI 下方存在明显灰度渐变现象(即图像灰度在 CSI 下方存在较长范围的灰度由高到低的下降过程)。基于上述观察,我们提出了一种灰度渐变距离度量方法,图 10-3-4 给出了三种脉络膜层分割结果。试验结果表明,灰度渐变距离较传统的灰度梯度能够更鲁棒、准确地定位 CSI。

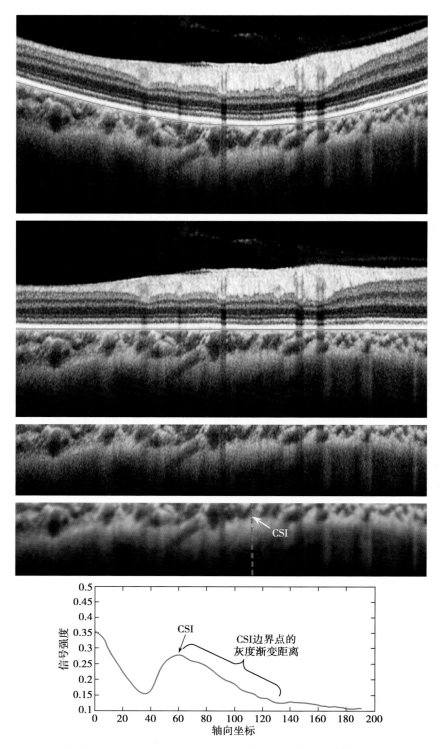

图 10-3-3　CSI 在 HD-OCT 视网膜图像中的表现特性分析

从上到下分别是原始的 OCT 图像、基于 BM（绿线）拉平后的图像、脉络膜巩膜区域图像、
去噪后的结果、与红色虚线对应列的灰度轮廓

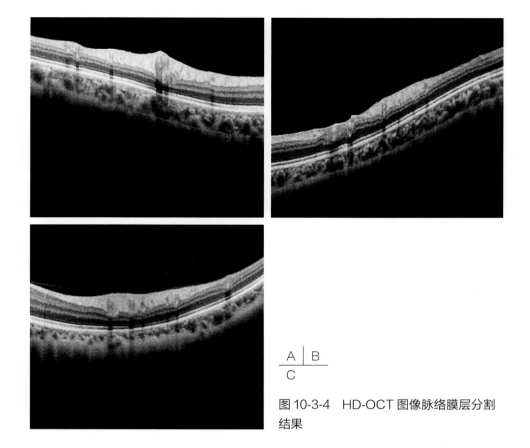

A | B
—————
C

图 10-3-4 HD-OCT 图像脉络膜层分割结果

（二）EDI-OCT 脉络膜分割

EDI-OCT 图像相比于 HD-OCT 图像，图像的信噪比和清晰度有所降低，导致 CSI 下方虽然也存在着灰度渐变特性，但灰度渐变距离减少，导致仅靠灰度渐变距离无法稳定、准确地定位 CSI。因此，我们考虑到脉络膜层存在丰富的血管分布，脉络膜层大血管位于靠近 CSI 层的脉络膜下方，提出了一种基于脉络膜血管特性的脉络膜层分割方法。基本思想是通过检测脉络膜血管的下边界定位 CSI。图 10-3-5 为所提方法的脉络膜层下边界分割过程示意图。首先通过脉络膜血管粗定位 CSI 邻域，然后利用灰度渐变距离生成 CSI 代价图像，最后通过图搜索算法确定 CSI 分割结果。图 10-3-6 展示了两幅分割结果，从图中可知我们所提算法的自动分割结果能得到比较好的分割效果。

（三）SD-OCT 脉络膜分割

SD-OCT 视网膜图像中的脉络膜下边界很微弱，不存在明显的边界信息，所以仅依靠 SD-OCT 图像很难准确分割脉络膜层。由于成像设备在获取 OCT 视网膜图像时会同时成像 SD-OCT 和 EDI-OCT 图像，如图 10-3-7 所示。我们提出了一种基于 EDI-OCT 引导的 SD-OCT 脉络膜层分割方法。利用 5 帧 EDI-OCT 图像的脉络膜层分割结果引导 128 帧的 SD-OCT 图像的脉络膜分割，可以将脉络膜层的初始位置定位到真实脉络膜层的附近，从而

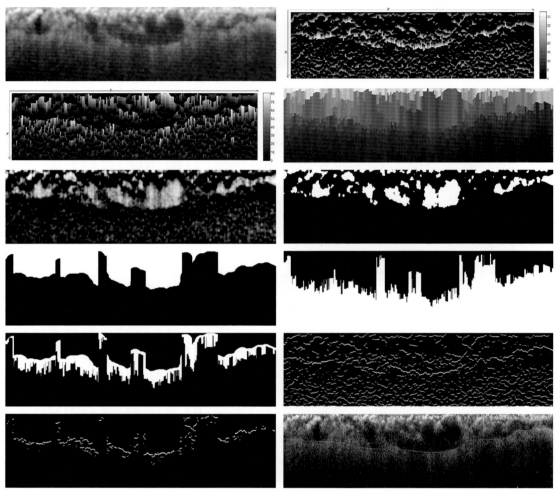

图 10-3-5　EDI-OCT 图像脉络膜下边界分割过程

A. 图像平滑和增强结果；B. 灰度上升距离图像；C. 灰度下降距离图像；D. 最大灰度图像；E. 脉络膜血管图像；F. 脉络膜血管分割结果；G. CSI 邻域上边界；H. CSI 邻域下边界；I. CSI 邻域；J. 灰度上升距离图像轴向差分图像；K. CSI 代价图像；L. CSI 分割结果

A	B
C	D
E	F
G	H
I	J
K	L

保证 SD-OCT 图像的脉络膜层分割结果比较可靠。图 10-3-8 给出了三幅脉络膜层分割结果，由于 CSI 在 SD-OCT 图像中不清楚，导致不同专家的分割结果可能存在较大差异。图 10-3-9 给出了两组脉络膜层厚度投影图像，可以看出：由于专家是基于 B 扫描图像进行手动分割的，导致相邻 B 扫描之间的连续性较差，因此，投影图像在垂直方向上存在明显的锯齿现象，而我们提出的自动脉络膜层分割方法利用了 B 扫描之间的相邻信息，所以投影图像看上去光滑连续。基于 SD-OCT 图像的脉络膜层分割结果，可以方便地计算得到不同分区的脉络膜层体积。

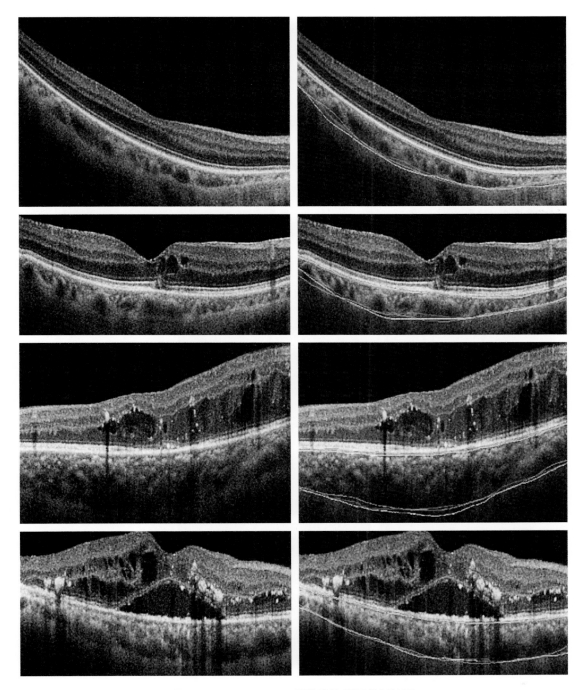

图 10-3-6　EDI-OCT 图像脉络膜层分割结果

左侧是原图；右侧是对应的分割结果，其中绿线、黄线和红线分别为两个专家和算法的分割结果

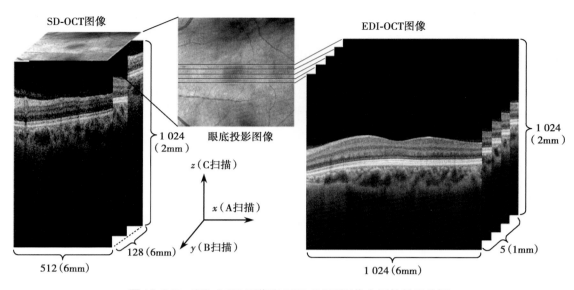

图 10-3-7　SD-OCT 图像和 EDI-OCT 图像之间的关系分析

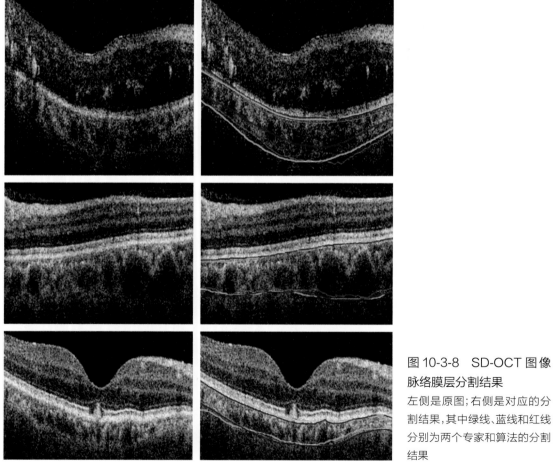

图 10-3-8　SD-OCT 图像脉络膜层分割结果

左侧是原图；右侧是对应的分割结果，其中绿线、蓝线和红线分别为两个专家和算法的分割结果

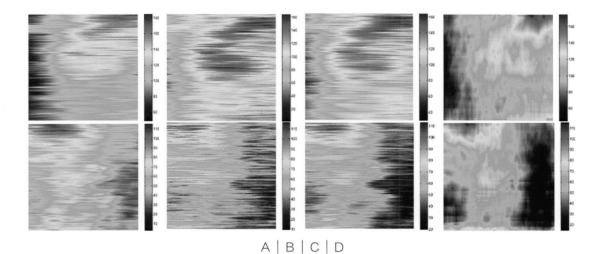

A | B | C | D

图 10-3-9　脉络膜层厚度投影图像(第一行和第二行分别是一只正常左眼和一只患病右眼的投影图像)
A. 专家 1;B. 专家 2;C. 两个专家的平均;D. 算法

(姚家奇　苏　娜)

参考文献

1. JIN P,DENG J,LV M,et al. Development of the retina and its relation with myopic shift varies from childhood to adolescence. Br J Ophthalmol,2022,106(6):825-830.

2. TARIQ Y M,SAMARAWICKRAMA C,PAI A,et al. Impact of ethnicity on the correlation of retinal parameters with axial length. Invest Ophthalmol Vis Sci,2010,51(10):4977-4982.

3. EL-DAIRI M A,ASRANI S G,ENYEDI L B,et al. Optical coherence tomography in the eyes of normal children. Arch Ophthalmol,2009,127(1):50-58.

4. BANC A,UNGUREANU M I. Normative data for optical coherence tomography in children:A systematic review. Eye(Lond),2021,35(3):714-738.

5. MUÑOZ-GALLEGO A,TORRES-PEÑA J L,RODRÍGUEZ-SALGADO M,et al. Measurement of macular thickness with optical coherence tomography:Impact of using a paediatric reference database and analysis of interocular symmetry. Graefes Arch Clin Exp Ophthalmol,2021,259(2):533-545.

6. YAU G S,LEE J W,WOO T T,et al. Central macular thickness in children with myopia,emmetropia,and hyperopia:An optical coherence tomography study. Biomed Res Int,2015,2015:847694.

7. JIN P,ZOU H,ZHU J,et al. Choroidal and retinal thickness in children with different refractive status measured by swept-source optical coherence tomography. Am J Ophthalmol,2016,168:164-176.

8. JIN P,ZOU H,XU X,et al. Longitudinal changes in choroidal and retinal thicknesses in children with myopic shift. Retina,2019,39(6):1091-1099.

9. SALEHI M A, NOWROOZI A, GOURAVANI M, et al. Associations of refractive errors and retinal changes measured by optical coherence tomography: A systematic review and meta-analysis. Surv Ophthalmol, 2021.

10. WU H, XIE Z, WANG P, et al. Differences in retinal and choroidal vasculature and perfusion related to axial length in pediatric anisomyopes. Invest Ophthalmol Vis Sci, 2021, 62 (9): 40.

11. GOŁĘBIEWSKA J, BIAŁA-GOSEK K, CZESZYK A, et al. Optical coherence tomography angiography of superficial retinal vessel density and foveal avascular zone in myopic children. PLoS One, 2019, 14 (7): e0219785.

12. DOĞUIZI S, YILMAZOĞLU M, KIZILTOPRAK H, et al. Quantitative analysis of retinal microcirculation in children with hyperopic anisometropic amblyopia: an optical coherence tomography angiography study. J Aapos, 2019, 23 (4): 201.

13. READ S A, FUSS J A, VINCENT S J, et al. Choroidal changes in human myopia: insights from optical coherence tomography imaging. Clin Exp Optom, 2019, 102 (3): 270-285.

14. QI Y, LI L, ZHANG F. Choroidal thickness in chinese children aged 8 to 11 years with mild and moderate myopia. J Ophthalmol, 2018, 2018: 7270127.

15. TIAN F, ZHENG D, ZHANG J, et al. Choroidal and retinal thickness and axial eye elongation in chinese junior students. Invest Ophthalmol Vis Sci, 2021, 62 (9): 26.

16. DENG J, JIN J, LV M, et al. Distribution of scleral thickness and associated factors in 810 Chinese children and adolescents: A swept-source optical coherence tomography study. Acta Ophthalmol, 2019, 97 (3): e410-e418.

17. CHEN Q, FAN W, NIU S, et al. Automated choroid segmentation based on gradual intensity distance in HD-OCT images. Opt Express, 2015, 23 (7): 8974-8994.

18. CHEN Q, NIU S, YUAN S, et al. Choroidal vasculature characteristics based choroid segmentation for enhanced depth imaging optical coherence tomography images. Med Phys, 2016, 43 (4): 1649.

19. CHEN Q, NIU S, FANG W, et al. Automated choroid segmentation of three-dimensional SD-OCT images by incorporating EDI-OCT images. Comput Methods Programs Biomed, 2018, 158: 161-171.

20. ZHOU X, YE C, WANG X, et al. Choroidal blood perfusion as a potential "rapid predictive index" for myopia development and progression. Eye Vis (Lond), 2021, 8 (1): 1.